Thomas Rampp, Karen Hoffschulte

Rheuma – Naturheilkundliche Therapie

Was tun bei ...

Rheuma

Naturheilkundliche Therapie

Thomas Rampp
Karen Hoffschulte

KVC | VERLAG

KVC Verlag | NATUR UND MEDIZIN e. V.
Am Deimelsberg 36, 45276 Essen
Tel.: (0201) 56305 70, Fax: (0201) 56305 60
www.kvc-verlag.de

Rampp, Thomas; Hoffschulte, Karen
Rheuma – Naturheilkundliche Therapie

Wichtiger Hinweis: Für Angaben über Dosierungsanweisungen und Applikationsformen kann vom Verlag keine Gewähr übernommen werden. Jede Dosierung oder Applikation erfolgt auf eigene Gefahr des Benutzers. Geschützte Warennamen (Warenzeichen) werden nicht besonders kenntlich gemacht.

ISBN 978-3-945150-84-9

3., bearbeitete Auflage

Umschlaggestaltung: eye-d Designbüro, Essen
Druck: Union Betriebs-GmbH, Rheinbach

Inhalt

Die naturheilkundliche Therapie

Die naturheilkundliche Rheumatherapie – „Das Essener Modell“

Einleitung

Rheuma hat mehr als 100 verschiedene Formen. In der Fachsprache sagt man daher „Krankheiten des rheumatischen Formenkreises“ oder „rheumatische Erkrankungen“ und meint damit Beschwerden und Krankheiten, die mit Schmerzen und Einschränkungen am Bewegungsapparat verbunden sind. Menschen jedes Alters können betroffen sein, Frauen erkranken insgesamt häufiger als Männer. Nach Angaben der Deutschen Gesellschaft für Rheumatologie ist etwa ein Viertel der Deutschen betroffen.

Da die konventionelle medikamentöse Therapie bei einer längerfristigen Einnahme mit vielen unerwünschten Arzneiwirkungen einhergehen kann, richtet sich das Interesse Betroffener und aufgeschlossener Ärzte und Wissenschaftler seit einigen Jahren auf Therapiemöglichkeiten aus dem Bereich der Naturheilkunde. Rheumatische Erkrankungen lassen sich mit einer Kombination aus konventionellen und natürlichen Heilverfahren gut behandeln. Bereits in den frühen Stadien kann der kombinierte Einsatz verschiedener naturheilkundlicher Therapien regulierend

eingreifen und so die Lebensqualität der Betroffenen verbessern.
Einige dieser Verfahren, so zum Beispiel die Anwendung von pflanzlichen Arzneimitteln oder die Blutegeltherapie, müssen von erfahrenen Therapeuten durchgeführt werden. Andere Maßnahmen wie z. B. die Einnahme eines Tees, Wickel- oder Wasseranwendungen können auch im Rahmen der Selbsthilfe erfolgen – bitte immer in Absprache mit dem behandelnden Arzt.
Die hier vorgestellten Therapieverfahren sind Teil eines Trainingsprogramms, das sich an der Klinik für Naturheilkunde und Integrative Medizin am Essener Knappschafts-Krankenhaus bewährt hat und dort kontinuierlich evaluiert wird. Rheumakranke werden darin geschult, einen insgesamt „gelenkfreundlicheren" Lebensstil zu pflegen. Der Autor ist Oberarzt an der Klinik und hat große Erfahrung in der Schmerztherapie. Mit dem vorliegenden Ratgeber wollen wir Ihnen Anregungen geben, welche Möglichkeiten Sie als Betroffene haben, um Ihre Erkrankung günstig zu beeinflussen, die Symptomatik zu lindern und den Verlauf zu verlangsamen.

Dr. med. Thomas Rampp und Karen Hoffschulte

Rheuma – Ein Sammelbegriff

Die Symptomatik, die wir heute als „Rheuma" beschreiben, gibt es schon seit Menschengedenken. Bereits die Ärzte in der Antike beschäftigten sich damit. Ursprünglich kommt der Begriff „Rheuma" von dem griechischen Wort *rheo* („ich fließe"). Die alten Ärzte bezeichneten mit Rheuma alle im Muskel- und Gelenksystem „herumziehenden" oder „fließenden" Schmerzen. Als Ursache galten damals krankmachende Stoffe in den Körpersäften.
Heute gilt die Bezeichnung „Rheuma" als ein – eher unscharfer – Sammelbegriff, unter den viele verschiedene Krankheiten fallen. Allgemein sind damit Beschwerdebilder und Krankheiten mit Schmerzen und Funktionseinschränkungen am Bewegungssystem gemeint.
Der größte Teil der rheumatischen Erkrankungen verläuft chronisch, d. h., die Erkrankungen können zwar heute meist wirksam behandelt, aber nicht völlig geheilt werden.
Bei Erkrankungen aus dem rheumatischen Formenkreis, wie es in der Fachsprache heißt, sind

sowohl Knochen, Gelenke und Knorpel, als auch Muskeln, Bänder und Sehnen betroffen. In schweren Fällen kann sich die Krankheit auch an anderen Organen, z. B. Augen, Herz, Lunge oder Rippenfell manifestieren.

Drei Hauptgruppen

Grundsätzlich kann man drei große Hauptgruppen der Krankheiten des rheumatischen Formenkreises unterscheiden: entzündliche rheumatische Erkrankungen, degenerative rheumatische Erkrankungen und Weichteilrheumatismus.

Entzündlich rheumatische Erkrankungen

Entzündlich rheumatische Erkrankungen sind chronisch und verlaufen schleichend oder schubförmig. Sie gehen mit Entzündungen im Bereich eines oder mehrerer Gelenke einher. Hauptsymptome sind Schwellungen, Rötung, starke Schmerzen und Gelenksteifheit. Als Ursachen werden genetische Veranlagung und Autoimmunprozesse (der Körper bildet Abwehrstoffe gegen körpereigenes Eiweiß) diskutiert. Zu dieser Gruppe zählen die **Rheumatoide Arthritis**, Arthritis aufgrund von Schuppenflechte (**Psoriasis Arthritis**) und **Morbus Bechterew**.
Auch in Folge von bakteriellen oder viralen Infektionen können entzündlich rheumatische Beschwerden auftreten, so z. B. nach Scharlach

oder Mandelentzündung (Streptokokkeninfektion). In diesen Fällen spricht man von infektreaktivem Rheuma oder einer **infektreaktiven Arthritis**. Auch eine Infektion mit Borrelien, Yersinien oder Chlamydien kann zu rheumatischen Beschwerden führen.

Degenerative rheumatische Erkrankungen

Im Gegensatz zu den entzündlichen rheumatischen Erkrankungen werden die degenerativen rheumatischen Erkrankungen in der Regel durch Alterungs- oder Verschleißprozesse am Stütz- und Bewegungsapparat hervorgerufen und können im Verlauf zur Knorpel- und Knochenschädigung führen. Diese Erkrankungen lassen sich in zwei Kategorien einteilen: **Arthrosen der Extremitätengelenke** und **degenerative Wirbelsäulenerkrankungen**. Sie machen den Hauptteil der rheumatischen Erkrankungen aus.

Weichteilrheumatismus

Unter Weichteilrheumatismus werden die verschiedensten Schmerzzustände an Muskeln,

Sehnen, Sehnenscheiden und Bändern zusammengefasst, **Fibromyalgiesyndrom, Schleimbeutelentzündungen, Sehnenscheidenentzündungen, Karpaltunnelsyndrom** u. a.
Die genannten Krankheitsbilder gehören auf jeden Fall in die Hände eines Arztes. Nur er kann anhand der Untersuchungen entscheiden, welche Art der Erkrankung vorliegt und gegebenenfalls die frühzeitige Behandlung durch einen Spezialisten veranlassen.

Was ist Rheuma nicht?
Man muss rheumatische Erkrankungen von Stoffwechselerkrankungen abgrenzen, die ebenfalls Beschwerden der Bewegungsorgane hervorrufen. Ein bekanntes Beispiel ist **Osteoporose** – eine Knochenstoffwechselstörung. Ein anderes die **Gicht:** Bei ihr ist der Harnsäurestoffwechsel gestört.
Schließlich ist auch daran zu denken, dass „harmlose" **Muskelverspannungen** und Gelenkbeschwerden mit Schmerzen und Bewegungseinschränkungen einhergehen können. Sie werden durch einseitige Belastung, langes Sitzen, verspannte Muskeln oder kaltes Wetter verursacht. Auch nach harter körperlicher Arbeit können „alle Glieder schmerzen".

Die Rheumatoide Arthritis

Unter den entzündlichen rheumatischen Krankheitsformen ist die Rheumatoide Arthritis – früher Chronische Polyarthritis genannt – am häufigsten. Die Rheumatoide Arthritis führt zu Entzündungen von Gelenken und Bindegeweben. Dies sagt auch der Name der Erkrankung aus: *arthros* bedeutet auf Griechisch „Gelenk", „-itis" ist in der medizinischen Terminologie stets die Endung für eine Entzündung. Eine „Arthritis" ist also zunächst eine Gelenkentzündung, unabhängig von der genauen Ursache.

Frauen erkranken etwa doppelt so häufig wie Männer. Bei beiden Geschlechtern tritt die Krankheit häufiger in der zweiten Lebenshälfte auf, wobei auch bereits Kinder oder jüngere Erwachsene betroffen sind. Bei einer Rheumatoiden Arthritis entzündet sich die Innenhaut von Gelenken, Sehnenscheiden und Schleimbeuteln. Die Krankheit ist nicht heilbar. Wird sie jedoch in einem frühen Stadium erkannt, kann die fortschreitende Gelenkentzündung und -zerstörung gestoppt oder verlangsamt werden.

Deshalb sollte man bei den ersten Warnsignalen wie zum Beispiel Schwellungen und Schmerzen einen Arzt konsultieren, damit er die Ursache diagnostizieren und eine geeignete Therapie einleiten kann.

Krankheitsverlauf und Symptome

Die Rheumatoide Arthritis verläuft individuell sehr unterschiedlich. Die Krankheit kann sich langsam fortschreitend oder in Schüben entwickeln, die Beschwerden können nur einseitig oder beidseitig (symmetrisch) auftreten. Bei einem kleinen Teil der Patienten bleiben die Veränderungen stabil, das heißt, es kommt nach anfänglichen Beschwerden und Symptomen zu keiner weiteren Verschlechterung.

Erste Anzeichen für eine Rheumatoide Arthritis können ganz allgemeine Symptome wie Müdigkeit, Appetitlosigkeit oder leichtes Fieber sein. Konkrete Anzeichen wie schmerzhafte warme, geschwollene oder gerötete Gelenke – oft zu Beginn an den „kleinen" Gelenken (Finger-, Zehengelenke) – sowie eine zunehmende Gelenksteifheit besonders am Morgen können sehr plötzlich auftreten. Die Betroffenen empfinden zum Beispiel einen Händedruck als schmerzhaft. Die morgendlichen Beschwerden (Schmerzen, Bewegungseinschränkung) nennt man „Morgensteife". Sie kann je nach Krankheitsverlauf und -stadium mehrere Stunden dauern.

Im weiteren Verlauf der Erkrankung entzünden sich auch die größeren Gelenke (Schulter, Knie, Hüfte) sowie die Wirbelsäule, die Sehnen und Sehnenscheiden. Bei einem Viertel der Betroffenen entstehen an besonders belasteten Gelenken (z. B. Ellenbogen) so genannte „Rheumaknoten", das sind feste, meist nicht druck- oder berührungsempfindliche Schwellungen, die im Unterhautgewebe liegen.

Im späteren Verlauf der Erkrankung leiden die Patienten zusätzlich unter starken Allgemeinsymptomen wie Müdigkeit und Fieber.

Wenn man die Entzündungen in den Gelenken nicht bremst, werden nach und nach die Gelenke zerstört: Knorpel- und Knochenmasse werden abgebaut, und es kommt zu ausgeprägten Deformierungen und Schmerzen.

Stadieneinteilung

Nach Steinbrocker et al. unterteilt man die Rheumatoide Arthritis in vier Stadien, wie die folgende Übersicht zeigt:

Stadium	Beschwerden und Röntgenbefund
I	Geringe Schwellung, kaum Beeinträchtigung im Alltag, evtl. gelenknahe Entkalkung
II	Gelenkentzündungen ohne Deformierungen, leichte Bewegungseinschränkungen, gelenknahe Entkalkung und Knochenzerstörung
III	Gelenkdeformierung, Muskelschwund (als Folgeerscheinung), Rheumaknoten, erhebliche Behinderung bei alltäglichen Tätigkeiten, Knochenzerstörung, Osteoporose
IV	Ausgeprägte Gelenkdeformierung und -instabilität, Rollstuhlabhängigkeit und Pflegebedürftigkeit, fortgeschrittene Gelenkzerstörung

Diagnose

Zur Diagnosestellung der Rheumatoiden Arthritis gehört neben der körperlichen Untersuchung die Blutentnahme zur Bestimmung von Entzündungsmarkern und Rheumafaktoren. Genauer als die Rheumafaktoren geben die so genannten CCP-Antikörper Auskunft über das Krankheitsgeschehen. Bildgebende Verfahren wie Röntgen der betroffenen Gelenke, Ultraschalluntersuchungen oder Kernspintomografie (auch Magnetresonanztomografie, MRT) geben Aufschluss über das Ausmaß der Schäden. Mit der Skelettszintigrafie sind vor allem die Stadieneinteilung und die Verlaufsbeurteilung möglich.

Nach den Kriterien der Amerikanischen Rheumatologischen Vereinigung müssen für die Sicherung einer Rheuma-Diagnose vier der folgenden sieben Kriterien zutreffen (Kriterien 1–4 länger als sechs Wochen):

1. Morgensteifigkeit von mindestens einer Stunde Dauer
2. Weichteilschwellung: Arthritis von drei oder mehr Gelenken
3. Arthritis der Hände oder Handgelenke

4. Symmetrische Arthritis: Gleichzeitige Beteiligung der gleichen Gelenkregionen auf beiden Körperseiten
5. Rheumaknoten: Knoten im Unterhautgewebe über Knochenvorsprüngen, an den Streckseiten oder in Gelenknähe
6. Rheumafaktor im Serum nachweisbar
7. Veränderungen im Röntgenbild: Gelenknahe Osteoporose und/ oder Erosionen, Veränderungen an den betroffenen Gelenken

Ursachen

Die Ursachen für das Entstehen einer Rheumatoiden Arthritis können sehr vielfältig sein und sind noch lange nicht ganz erforscht. Es gibt keine einzelne Ursache – wie etwa die Entstehung einer „Grippe" durch das Grippevirus. Vielmehr sind verschiedene Faktoren an der Entstehung einer entzündlichen Rheumaerkrankung beteiligt, von denen einige bekannt sind. Nach möglichen anderen wird noch gesucht bzw. geforscht.

Es scheint eine erbliche Belastung für Rheuma zu geben, denn statistisch gesehen entsteht Rheuma häufiger, wenn bereits die Großeltern,

Eltern oder nahe Verwandte an einer rheumatischen Erkrankung litten. In der Regel müssen aber weitere Auslöser dazukommen, die das Ausbrechen der Erkrankung begünstigen.

Bei der Rheumatoiden Arthritis, aber auch bei anderen rheumatischen Erkrankungen, handelt es sich um **Autoimmunerkrankungen**. Grundsätzlich bedeutet der Begriff „Autoimmunerkrankung“, dass sich das Immunsystem gegen den eigenen Körper wendet. Ein gesundes Immunsystem kann körpereigene von fremden Substanzen unterscheiden. Bei der Rheumatoiden Arthritis sieht das Immunsystem jedoch einige körpereigene Substanzen als fremd an und reagiert in Form einer Entzündung. Die Entzündung lässt die Gelenkinnenhaut stark wuchern, früher oder später werden Knorpel, Kochen und Bänder des Gelenks zerstört.

Die konventionelle Therapie

Eine neu aufgetretene Rheumatoide Arthritis gilt als ein klinischer Notfall, der eine frühzeitigen Diagnosesicherung und eine gezielte und umfassende Therapie nach sich ziehen sollte.

Leider spiegelt sich dies, so die Deutsche Gesellschaft für Rheumatologie, im ärztlichen Handeln „nur unzureichend" wider.
Die Therapie der entzündlich rheumatischen Erkrankungen stellt bis heute für die moderne Medizin eine große Herausforderung dar. Kausale Therapien, also Behandlungsmethoden, die an der Wurzel der Erkrankung ansetzen, existieren für die meisten Rheumaerkrankungen nicht. Das Ziel der modernen Rheumatherapie besteht in der Linderung von Schmerzen, dem Abdämpfen von Entzündungsprozessen und der Aufrechterhaltung der Bewegungsfähigkeit.
Entsprechend den Empfehlungen der European League Against Rheumatism (EULAR) wird direkt nach Diagnosestellung mit der medikamentösen Basistherapie begonnen. Da sich eine Rheumatoide Arthritis oft auf ein überaktives Immunsystem zurückführen lässt, ist es das Anliegen einer Basistherapie, diese Überaktivität durch die Einnahme von Immunsuppressiva herabzusetzen.
Wenn die Therapie mit diesen *Disease Modifying Antirheumatic Drugs* (DMARD) nicht anschlägt, werden Biologika eingesetzt. Biologika sind gen-

technisch hergestellte Eiweiße, die gezielt entzündungsfördernde Stoffe im Körper blockieren. Ebenso wie die DMARD dämpfen sie das Immunsystem und lassen die Patienten anfällig gegenüber Infektionen werden. Zusätzlich können Überempfindlichkeitsreaktionen auftreten, die z. B. Leber und Niere beeinträchtigen. Es gibt auch Patienten, bei denen Biologika von Anfang an nicht oder nach einer gewissen Zeit nicht mehr wirken.

Die Therapie mit Biologika ist sehr teuer und wird von den meisten Krankenkassen erst dann bezahlt, wenn zuvor zwei Basistherapien nicht zum Erfolg geführt haben.

Begleitend werden zum Zweck der Entzündungs- und Schmerzminderung Kortison-Präparate und nichtsteroidale Antirheumatika (z. B. Diclofenac) verabreicht. Zu den unerwünschten Nebenwirkungen dieser Substanzen gehören Magen- und Darmschädigungen, bei langfristiger Einnahme können auch schwere Herz-, Leber- und Nierenschäden auftreten.

Neben der medikamentösen Behandlung von Schmerz und Entzündung spielen Krankengymnastik und physikalische Therapieverfahren eine wichtige Rolle. Auch die Ernährungsberatung und die Anleitung zur Bewegung haben Einzug in die moderne Rheumatherapie gehalten.

i Auf den Internetseiten der Deutschen Rheuma-Liga (www.rheuma-liga.de) finde Sie zahlreiche weitere Hinweise und Erklärungen. Hilfreich sind auch die Angaben der Deutschen Gesellschaft für Rheumatologie (www.dgrh.de).

Arthrose

Im Gegensatz zur Arthritis ist die Arthrose eine **nichtentzündliche** Erkrankung der Gelenke, bei der durch Abnutzung oder Verletzung die Strukturen in den Gelenken geschädigt sind. Die Arthrose ist die häufigste rheumatische Erkrankung, von der fast alle über 40-Jährigen betroffen sind. Der Beginn ist immer schleichend und weitgehend unbemerkt. Bei dieser degenerativen Gelenkerkrankung kommt es zu Schäden des Gelenkknorpels, z. B. im Hüft- oder Kniegelenk. Dabei kann es sich einerseits um rein **altersbedingte Veränderungen** handeln. Zu der vorzeitigen Knorpelzerstörung können aber auch eine zu flach ausgebildete Hüftpfanne, ein Knochenbruch, Gelenkfehlstellungen, übermäßige Belastungen des Gelenkes oder eine Schwäche des Knorpelstoffwechsels führen. Auch die Bandscheiben können durch Fehlstellungen und Überlastungen verschleißen. Schmerzen und Bewegungseinschränkung sind die Folge.

Krankheitsverlauf und Symptome

Zu Beginn der Erkrankung wird meist der Gelenkknorpel abgerieben, später kann es zu einer dauerhaften Reizung der Gelenke – auch mit Entzündungen – kommen. Im frühen Stadium bestehen die besten Chancen, mit einer ganzheitlichen Gelenktherapie den Prozess zu stoppen oder sogar rückgängig zu machen. Ohne Therapie kommt es im fortgeschrittenen Stadium der Erkrankung zu einem dauerhaften Schmerz sowie zu Verformung und Versteifung des Gelenks. In diesem späten Stadium ist keine belastungsfähige Knorpelsubstanz mehr vorhanden. Mit Hilfe einer wirksamen naturheilkundlichen Behandlung kann aber dennoch in vielen Fällen eine Verzögerung der weiteren Krankheitsentwicklung und eine Funktionsbesserung der Gelenke erreicht werden.

Bei der Arthrose kommt es zunächst zu Spannungsgefühl und Steifigkeit in den Gelenken. Später ist das Gelenk nur zu Beginn der Bewegung, in fortgeschrittenen Fällen auch bei Belastung schmerzhaft. Bei einer ausgeprägten Arthrose hat man ständig Schmerzen.

Diagnose

Ein erster Verdacht auf Arthrose besteht bei den folgenden Beschwerden:

- Schmerz zu Beginn der Bewegung
- Gelenkschmerzen bei Belastung
- Die Bewegungen fallen schwer
- Schwellungen an den Gelenken
- Verspannte Muskeln an den Gelenken

Die Diagnose erfolgt durch die körperliche Untersuchung, Röntgen oder MRT. Bei der Untersuchung werden Gelenkgeräusche, Fehlstellungen, Verkümmerung der Muskeln und Gelenkinstabilität deutlich. Auf dem Röntgenbild zeigen sich eine Verschmälerung des Gelenkspaltes, eine mangelnde Übereinstimmung der Gelenkflächen (Inkongruenz), Randwülste u. Ä.

Ursachen

Die wesentliche Ursache einer Arthrose ist die Abnutzung des Knorpels und des Gelenkes. Dies wird durch das Alter begünstigt, aber auch durch Überbeanspruchung, beispielsweise durch hohes Körpergewicht. Aber auch bei der

Arthrose sind Ernährung und die Gewebedurchblutung Faktoren, die den Zustand des Gelenkes mit beeinflussen.

Die konventionelle Therapie

Bei der Therapie der Arthrose geht es um das Aufhalten der Knorpelzerstörung, um die Linderung von Schmerzen und vor allem um den Erhalt der Beweglichkeit. Medikamentös werden für die akute Symptomatik schmerz- und entzündungshemmende Mittel, nichtsteroidale Antirheumatika oder Kortison-Präparate, eingesetzt. Für den Erhalt der Beweglichkeit spielen Bewegung und Physiotherapie oder physikalische Therapie eine große Rolle.

Schlagen diese Therapien nicht ausreichend an, bzw. verschlimmert sich die Arthrose so sehr, dass die Schmerzen unerträglich werden, ist eine Operation angezeigt.

Die Arthroskopie, eigentlich ein Instrument zur Diagnosestellung, wird oft dazu benutzt, oberflächliche Schäden am Knorpel zu beheben, das Gelenk zu „reinigen" oder zu spülen. Die Arthroskopie hat jedoch, wie neuere Studien zeigen, keinen entscheidenden Einfluss auf den Verlauf der Erkrankung und die Beschwerden des Patienten. Die letzte operative Maßnahme ist die Endoprothese, also das Einsetzen eines neuen Gelenks, als Teil- oder Vollprothese.

Was ist Naturheilkunde?

Unter Naturheilkunde versteht man die „Lehre von den Naturheilmitteln und der naturgemäßen Therapie." Die moderne Naturheilkunde basiert auf verschiedenen Säulen zur Erhaltung der Gesundheit bzw. der Wiedererlangung von Gesundheit im Krankheitsfall: Ernährung, Bewegung, Entspannung, Lebensordnung. Hinzu kommen arzneiliche und nichtarzneiliche Therapieverfahren, wobei in der Naturheilkunde alle naturnahen Therapien bzw. die Nutzung der natürlichen Kräfte eine besondere Rolle spielen. Konkret bedeutet dies den Einsatz von Heilpflanzen, aber auch von Lehm und Erde, Wasser, heißen Quellen, Sonne und Licht, Wärme und Kälte. In der heute angewandten Naturheilkunde werden auch Verfahren wie Aderlass oder Blutegeltherapie wieder vermehrt eingesetzt.

Generell kann man sagen, dass naturheilkundliche Verfahren darauf abzielen, den Organismus zu stärken und die „Selbstheilungskräfte" anzuregen bzw. die einzelnen Organfunktionen zu stärken. Zugrunde liegt ein ganzheitliches Verständnis des Menschen, das auch ein etwas anderes Verständnis der Erkrankung nach sich zieht. So wird der Mensch als Ganzes betrachtet, außerdem als lebender, sich verändernder Organismus. Wie Sie auf den nächsten Seiten lesen werden, trifft dies in besonderem Maße auf rheumatische Erkrankungen zu.

Das ganzheitliche Verständnis von rheumatischen Erkrankungen

Die Naturheilkunde sieht den Menschen als Ganzes. Die vorherrschenden Symptome einer Erkrankung werden im Kontext aller Organsysteme gesehen. Auf rheumatische Erkrankungen bezogen hat dies die im Folgenden dargestellten Konsequenzen, denn das Gelenk als Teil des Gesamtsystems steht im Zusammenhang mit Stoffwechsel, Durchblutung, Verdauung etc. Wichtige Fragen sind also:

– Wie **ernähren** Sie sich? Besonders für die Gicht, aber auch für die meisten rheumatischen Erkrankungen ist eine Ernährung, die zu viele Säurelieferanten erhält, ein wichtiger Auslösefaktor. Eine Übersäuerung des Gewebes begünstigt zahlreiche Erkrankungen.
– Wie ist es um die **Ausscheidungsorgane** bestellt: Niere, Haut und Darm? Leiden Sie unter Verstopfung, oder werden über den Darm ausscheidungspflichtige Stoffe zügig eliminiert?
– Wie steht es um die **Durchblutung** des Gelenkes? Wird es ausreichend bewegt, damit

die Durchblutung und die Ernährung von Knochen und Knorpel angeregt werden?

- Wie sieht es mit Belastungen und **Schadstoffen** in Ihrer Umgebung aus?
- Wie ist der Zustand Ihrer **Muskulatur** und des Muskeltonus, das Verhältnis von Anspannung und Entspannung? Ist Ihre Muskulatur verspannt, ist sie trainiert, oder wird sie wenig beansprucht?
- Wie geht es Ihnen **psychisch**? Wie gehen Sie mit Stress und Belastungen um? Überfordern Sie Ihren Körper und Ihre Seele, hetzen von einem Termin zum nächsten. Obwohl es keine Beweise dafür gibt, dass Stress bei der Entstehung der Rheumatoiden Arthritis eine Rolle spielt, weiß man doch, dass er den Verlauf der Krankheit negativ beeinflussen kann. Diesen Zusammenhang zwischen Psyche, Kopf und Immunsystem nennt man Psychoneuroimmunologie. Stress kann sich auch darauf auswirken, zu welchem Zeitpunkt die Krankheit ausbricht und wie stark Schmerzen empfunden werden.

Als wichtige Ursache für rheumatische Erkrankungen gelten aus ganzheitlicher Sicht unerkannte Entzündungsherde („neuromodulierende Trigger“), z. B. an den Zahnwurzeln, in den Nasennebenhöhlen oder im Bauchraum. Hier spielen vor allem die von diesen Entzündungsherden produzierten Gift- und Schadstoffe eine wichtige Rolle, die über das Blut im Körper verteilt werden und an anderer Stelle entzündliche Reaktionen auslösen. Außerdem beeinträchtigt eine chronische Entzündung immer das Immunsystem.

Zur Vermeidung einer Arthrose ist es wichtig, bereits früh die Statik des Bewegungsapparates zu prüfen. Ist beispielsweise das Becken mit den Beckenschaufeln „verdreht“ oder „verwrungen“, liegen Blockaden in der Wirbelsäule vor, kommt es durch bindegewebige Verklebungen zu einem einseitigen Zug auf die Wirbelsäule, so wirkt sich all dies auf Knie, Hüfte und Wirbelsäule aus. Die Beine werden nicht gleichmäßig belastet, und durch die Überlastung eines Beines kommt es zur Abnutzung in dem entsprechenden Gelenk.

Interessant ist, dass Arthritis und Arthrose aus traditioneller naturheilkundlicher Sicht unterschiedlich eingeordnet werden: So gelten die Arthritis oder die aktiven Schübe einer Arthrose als „Hitze-Krankheit“, die inaktive Arthrose als „Kälte-Krankheit“. Entsprechend würde man in der Therapie versuchen, bei der Arthritis zu kühlen, bei der Arthrose zu wärmen.

Die naturheilkundliche Behandlung von Rheuma

Rheuma ist mit chronischen Einschränkungen und Schmerzen verbunden, bei denen auch die Schulmedizin langfristig keine Lösung anbieten kann. Naturheilkundliche Therapien können hier eine sehr gute Ergänzung darstellen, ohne dass die konventionellen Therapien abgelehnt werden. Denn dies sollte auch gesagt werden: Die Schulmedizin kann bei einer rheumatischen Erkrankung in den meisten Fällen nicht ersetzt werden. Um Gelenkzerstörungen vorzubeugen, sind Antirheumatika, die die Entzündung eindämmen, schon im Anfangsstadium Therapie der Wahl.

Ziel der naturheilkundlichen Therapie ist – wie bei der konventionellen Therapie – die Schmerzlinderung, die Verhinderung des Fortschreitens der Erkrankung, der Erhalt bzw. die Verbesserung der Beweglichkeit. Zusätzlich sollen durch die naturheilkundliche Behandlung nebenwirkungsreiche Medikamente reduziert und ganz allgemein die Regulationskräfte des Organismus angeregt werden. Folgen sind eine Verbesserung von Durchblutung, Verdauung, Ausscheidung, Nervensystem etc.

Neben den Maßnahmen, die durch Ärzte und Therapeuten ausgeführt werden sollten, kann und muss der Patient selbst aktiv werden: durch mehr und gezielte Bewegung, eine Ernährungsumstellung, mit einfachen physikalischen Maßnahmen (Wasseranwendungen), Hausmitteln etc.

Langfristig lassen sich durch zusätzlich eingesetzte naturheilkundliche Therapien die Prognose verbessern und die Lebensqualität der Betroffenen steigern.

! Die naturheilkundliche Therapie rheumatischer Erkrankungen erfordert Fachwissen. Jeder Erkrankte benötigt entsprechend der Aktivität der Erkrankung und seiner Konstitution ein individuelles Therapiekonzept. Die Behandlung sollte unbedingt durch einen erfahrenen naturheilkundlichen/ homöopathischen Arzt, einen Orthopäden und einen Rheumatologen durchgeführt und begleitet werden.

Bedenken Sie, dass „mehr Therapie“ nicht immer „mehr Wirkung“ bedeutet: Die Beschränkung auf wenige, dafür individuell geeignete Therapien ist häufig der Schlüssel zum Erfolg.

Der Tipp aus der Wissenschaft – Blutegeltherapie und Akupunktur bei Arthrose

Blutegeltherapie

Die Blutegeltherapie gehört zu den so genannten ausleitenden Heilverfahren. Hier steht die Beseitigung von Fülle, Stauung und Schmerz aufgrund eines Blut- und Lymphödems im Vordergrund. Dies wird mit Hilfe von an der Hautoberfläche angesetzten Blutegeln erreicht. Man nimmt an, dass durch die Abgabe von Blutegelwirkstoffen zusätzlich entzündungshemmende, durchblutungsfördernde und schmerzlindernde Effekte erzielt werden.

Blutegelbehandlungen sind unter anderem zur Behandlung von Arthrosen der Kniegelenke geeignet. Positive Ergebnisse gibt es außerdem bei der Epikondylitis (Tennis-Ellenbogen) und bei der Rizarthrose (Daumensattelgelenksarthrose). Wissenschaftler der Klinik für Naturheilkunde und Integrative Medizin der Kliniken Essen-Mitte konnten in mehreren von der Carstens-Stiftung geförderten Studien die Wirksamkeit von Blutegeln bei Kniegelenksarthrose belegen.

Die Blutegel wurden im Bereich des betroffenen schmerzhaften Gelenkes angesetzt. Die Behandlung erfolgte im Sitzen oder Liegen. Die entsprechenden Stellen waren in Absprache mit den Patienten zuvor von einem Arzt markiert worden. Angelegt werden Blutegel aus dem Medizinhandel, die nur einmal eingesetzt werden. Der Wirkmechanismus der Blutegeltherapie ist noch weitgehend unbekannt. Vermutlich wird beim Biss eine Mischung aus verschiedenen Proteinen abgegeben, die für die schmerzlindernde und entzündungshemmende Wirkung verantwortlich sein könnte.

Die Blutegeltherapie ist in der Regel frei von Nebenwirkungen. Es kann allerdings zu allergischen Reaktionen kommen – vor allem bei mehrfacher Wiederholung der Behandlung.

Die Patienten geben einen deutlichen Rückgang der Schmerzen an, der zum Teil bis zu einem halben Jahr anhält.

! Im Anschluss an die Blutegelbehandlung kommt es häufig zu erwünschten Nachblutungen aus den Wunden, die mit einem Druck-Saugverband gestillt werden und Überwachung erfordern. Die Therapie darf nicht angewendet werden, wenn Blutarmut, eine Störung der Blutgerinnung/ Blutbildung vorliegt oder blutverdünnende Medikamente eingenommen werden. Auch bei bestimmten schwerwiegenden Begleiterkrankungen sollte keine Behandlung mit Blutegeln erfolgen.

* * *

Weitere Informationen zur Blutegeltherapie können Sie auf den Internetseiten der Carstens-Stiftung erhalten: www.carstens-stiftung.de/artikel/blutegeltherapie.html

Akupunktur

Die Akupunktur ist neben der Kräuterheilkunde und physikalischen Maßnahmen eine wichtige Therapieform der Traditionellen Chinesischen Medizin (TCM). Bei der Akupunktur werden an bestimmten Punkten auf den so genannten „Meridianen" Nadeln eingestochen. Meridiane sind energetische Leitbahnen, welche die Hautoberfläche mit Muskeln und inneren Organen verbinden. Durch die Meridiane fließt, so die Vorstellung, die Lebensenergie *Qi*.

Krankheiten werden als Folge von Stockungen oder Blockaden im Energiekreislauf verstanden. Durch die Akupunktur sollen diese energetischen Blockaden behoben und der Energiefluss normalisiert werden.

Mittlerweile ist die Wirksamkeit von Akupunktur bei der Kniegelenksarthrose gut belegt. Die so genannten „German Acupuncture Trials" (kurz: GERAC) und die „Acupuncture Randomized Trials" (kurz: ART) untersuchten ab 2001 die Wirksamkeit und Sicherheit von Akupunktur bei Gonarthrose (Kniegelenksarthrose), chronischen Rückenschmerzen und Kopfschmerzen. An den Studien waren ca. 500 Ärzte und 10 000

Patienten und die Universitäten Bochum, Essen, Heidelberg, Marburg und Mainz beteiligt.
Bei der Kniegelenksarthrose war in den Studien die Akupunktur der konventionellen Behandlung (also Physiotherapie und medikamentöse Behandlung) überlegen. Die Ergebnisse konnten für Beweglichkeit und Schmerz nachgewiesen werden.
Im April 2006 hat das Bundesministerium für Gesundheit beschlossen, dass Akupunktur eine „anerkannte Untersuchungs- oder Behandlungsmethode“ ist und somit von den gesetzlichen Krankenkassen bei Kniegelenksarthrose und bei chronischen Beschwerden der Lendenwirbelsäule erstattet wird.

i Die Deutsche Gesellschaft für Akupunktur bietet auf ihrer Internetseite einen Arztsuchdienst: www.daegfa.de/PatientenPortal/Home.aspx

Die naturheilkundliche Rheumatherapie – „Das Essener Modell“

Ordnungstherapie

Die Naturheilkunde basiert ursprünglich auf den folgenden fünf Säulen, die auch in der modernen Naturheilkunde Bestand haben: Wasseranwendungen, Pflanzenheilkunde, Ernährungstherapie, Bewegungstherapie und Ordnungstherapie.
Die Ordnung im Alltag und in der Lebensführung ist die Basis jeder Therapie von chronischen Erkrankungen. An der Klinik für Naturheilkunde und Integrative Medizin in Essen hat sich zur Veranschaulichung das Bild des Tempels bewährt. Die Säulen des Tempels sind alltägliche Handlungen: Wir bewegen uns, atmen, entspannen und essen. Das tägliche Waschen des Körpers dient als „Wasserreiz“ zur naturheilkundlichen Selbsthilfe und wird als fünfte Säule definiert. Wichtig ist, dass wir diese alltäglichen Betätigungen bewusst gesundheitsförderlich einsetzen, das „Wie“, muss also angepasst werden. Das bedeutet z. B. die Treppe gehen, statt

mit dem Aufzug zu fahren; einen vegetarischen Aufstrich aufs Brot streichen, statt fette Wurst zu essen; die Seele baumeln lassen oder ein gutes Gespräch führen, statt fernzusehen.

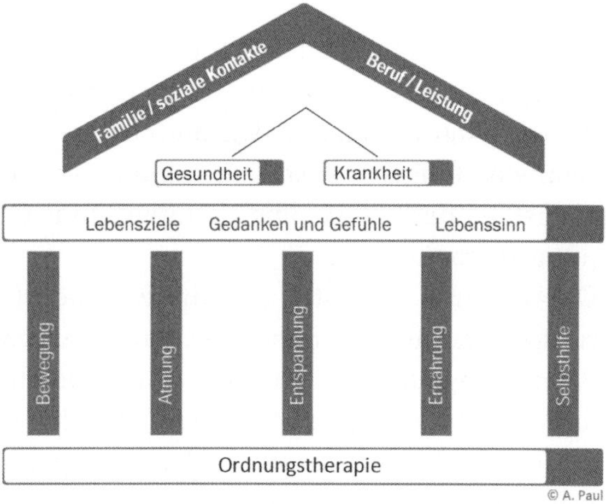

Das „Dach" des Tempels soll dabei helfen, die Säulen zu festigen. Die Sinnhaftigkeit und die Ziele der Ordnung des Lebens bestimmen die Motivation und den Spaß, den man dabei hat. Die soziale Unterstützung ist ein wichtiger Faktor, der sich auf die Krankheitsbewältigung, aber auch auf das Auftreten von Krankheitssymptomen auswirkt.

Auf den folgenden Seiten werden die Therapiemaßnahmen, die in der Klinik für Integrative Medizin und Naturheilkunde in Essen bei rheumatischen Erkrankungen durchgeführt oder empfohlen werden, näher erläutert.

Die meisten der hier vorgestellten Verfahren sind sowohl bei den entzündlichen als auch bei den nichtentzündlichen rheumatischen Erkrankungen sinnvoll. Wenn dies nicht zutrifft, wird es extra kenntlich gemacht.

Ordnungstherapie im Kneippschen Sinne meinte, Ordnung in den Tagesablauf, aber auch – wie Kneipp sagte – „Ordnung in die Seele" zu bringen. Heute ist damit die Anleitung zu einem gesünderen Lebensstil gemeint, die Förderung körperlicher und seelischer Selbstheilungskräfte.

Das Ordnungstherapieprogramm, wie es in Essen praktiziert wird, basiert auf dem Arthritis-Self-Management-Programm (ASMP) der Stanford University. Dieses 6-Wochen-Programm umfasst wöchentliche zweistündige Treffen in der Gruppe. Die Trainingsinhalte sind u. a.:

- Umgang mit den Problemen wie Schmerz, Müdigkeit, Frustration
- Angepasstes körperliches Training für verbesserte Kraft, Ausdauer und Beweglichkeit
- Sinnvoller Umgang mit Medikamenten
- Kommunikation mit Familie, Freunden, Therapeuten
- Gesunde Ernährung
- Schulung zu kompetenten Therapieentscheidungen
- Problemlösungsstrategien für die Krankheit
- Verbesserung des Schlafs

Die Trainingsinhalte des „Essener Modells" sind:

- Spannungsregulation durch Entspannungsverfahren
- Bewegungstherapie: individuelles Ausdauertraining, Yoga, Qigong
- Achtsamkeitstraining, Meditation
- Kognitive Neubewertung
- Ernährungsschulung in der Lehrküche
- Umgang mit Stress und Schmerz
- Selbsthilfestrategien

Sport und Bewegung

Bleiben Sie so aktiv wie möglich!

Bettruhe und Ruhe sind bei Rheuma lediglich im akuten Schub mit entzündeten, heißen und geschwollenen Gelenken angezeigt. Ansonsten heißt die Empfehlung: Bleiben Sie so aktiv wie möglich! Bereits im frühen Stadium merken Sie, dass die Schmerzen nachlassen, sobald Sie ihre Gelenke in Gang gebracht haben. Vermutlich wird durch die Bewegung in den Gelenken der Stoffwechsel angeregt, der Entzündungsstoffe abbaut. Wenn Sie anfangen, sich wegen der Schmerzen zu schonen, „rosten" Ihre Gelenke buchstäblich ein. Dies gilt für Arthrose genauso wie für entzündete Gelenke. Die angegriffenen Knochen wachsen sozusagen am Gelenk zusammen, es wird steif.

Durch regelmäßige Bewegung können die Muskelkraft, die Gelenkmobilität und das allgemeine Wohlbefinden verbessert und auch das Osteoporoserisiko verringert werden. Vermeiden sollten Sie bei nachweisbaren Gelenkschädigungen allerdings Sportarten, die eine starke Gelenkbelastung mit sich bringen (zum Beispiel Jogging, Ballsportarten).

Empfohlen werden 20–30 Minuten Bewegung pro Tag, insbesondere moderates Ausdauertraining wie zum Beispiel Radfahren, Nordic Walking, Schwimmen oder Wandern.

Mittlerweile ist erwiesen, dass Sport und Bewegung einen positiven Effekt auf Schmerz und Stress haben. Sport verbessert außerdem die körperliche Leistungsfähigkeit und das Selbstwertgefühl.
Durch richtig dosierte körperliche Bewegung kann die Muskelkraft gesteigert und der Bewegungseinschränkung ganz oder teilweise vorgebeugt werden.

Am besten sind sportliche Aktivitäten unter fachkundiger Betreuung, damit die Gelenke nicht überbelastet werden.
Wenn Sie akut entzündete Gelenke haben (das Gelenk warm ist und anschwillt), müssen Sie die sportlichen Aktivitäten anpassen. Wenn Ihre Gelenke nicht mehr schmerzhaft und geschwollen sind, können Sie, nach Rücksprache mit dem Physiotherapeuten oder mit dem Arzt, wieder mit dem Sport anfangen.

Sich mit anderen zu bewegen, macht Spaß und ist anregend. Sie werden merken, dass Sie die Disziplin, sich regelmäßig zu bewegen, leichter aufbringen können, wenn Sie bei einer festen Gruppe mitmachen.
Neben einem Ausdauertraining ist es immer sinnvoll, die Beweglichkeit zu erhalten. Leicht umzusetzende Gymnastikübungen für zuhause enthält der folgende Ratgeber:

Johanna van Galen: *Gymnastik für Senioren – Beweglich und standsicher mit 60 Übungen.* Essen: KVC 2016

Wassergymnastik

Früher wurde die Wassergymnastik eher belächelt, heute ist sie als Trainingsform für Patienten mit chronisch-degenerativen Rücken- und Gelenkproblemen anerkannt. In vielen Hallenbädern werden an gesonderten Warmbadetagen Kurse angeboten. Im Rahmen des Funktionstrainings zur Verbesserung und zum Erhalt der Beweglichkeit wird die Warmwassergymnastik explizit empfohlen und von Renten- und Krankenversicherungen sogar gefördert.

Die Wassergymnastik wird als leichte Sportart eingestuft und kann auch von älteren Patienten ausgeübt werden.

Für das Funktionstraining benötigen Sie eine ärztliche Verordnung, die von der Krankenkasse bzw. dem Rentenversicherungsträger genehmigt werden muss. Informationen dazu erhalten Sie unter www.rheuma-liga.de.

„Aktive" Entspannungsmethoden

Aus der chinesischen und der indischen Medizin stammen Bewegungs- und Entspannungsmethoden, die für die Therapie von zahlreichen Krankheiten von Nutzen sind.
Wir möchten Ihnen hier Qigong, Yoga und Tai Chi kurz vorstellen. Man nennt sie „aktive Entspannungsmethoden", weil sie Bewegung und Entspannung gewinnbringend kombinieren.

Qigong

Der positive Effekt von Qigong auf Schmerzen und Beweglichkeit ist mittlerweile gut untersucht. Die sanften und fließenden Bewegungen führen nicht nur zu besserer Beweglichkeit, sondern lockern auch verspannte Muskelgruppen und lindern Schmerzzustände.
Qigong steht für eine Vielfalt von Traditionen des kunstvollen Umgangs mit Qi (Lebensenergie). Der Begriff bezeichnet Atem- und Meditationsübungen aus der Traditionellen Chinesischen Medizin, die zur Anregung der Selbstheilung eingesetzt werden.

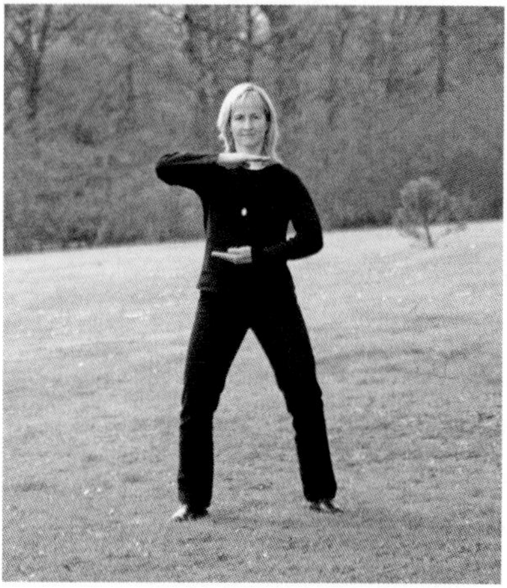

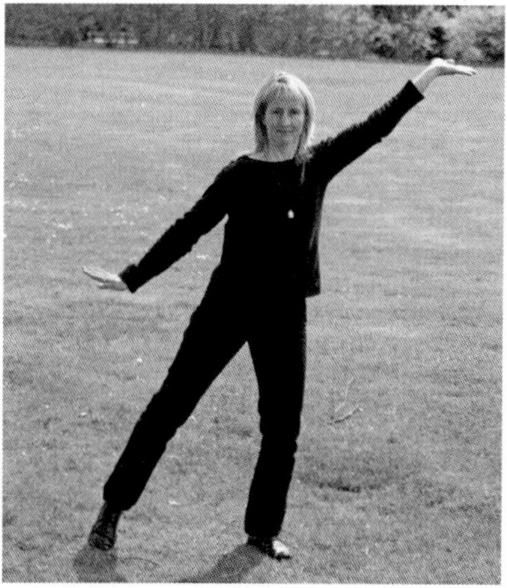

Qigong Wu Fang Chuan: Der Kreis schließt und öffnet sich zum Himmel und zur Erde

Durch Konzentration, bewusstes Atmen und bestimmte Bewegungen werden innere und äußere Kräfte gesammelt und gestärkt, um so gegen Ungleichgewichte und Disharmonien zu wirken. Wichtig ist die Stärkung der Achtsamkeit auf den gegenwärtigen Moment.

i Qigong sollte man als Patient nicht aus Büchern oder Filmen, sondern nur unter fachkundiger Anleitung lernen. Informationen finden Sie im Internet unter:
www.qigong-yangsheng.de

Tai Chi

Eine weitere aktive Entspannungsmethode ist das chinesische Schattenboxen Tai Chi. Es galt früher als eine Kampfkunst, die im Nahkampf praktiziert wurde. Heute dienen die Übungen, die langsam und harmonisch durchgeführt werden, der Konzentration und Entspannung.
Der Berufsverband Deutscher Rheumatologen (BDRh) weist darauf hin, dass die sanften Bewegungsmuster des Tai Chi bei Patienten mit rheumatisch bedingten, chronischen Gelenkbeschwerden eine Linderung der Schmerzen und

eine verbesserte Beweglichkeit der Gelenke bewirken und gleichzeitig die Lebensqualität steigern können.

Bostoner Forscher untersuchten, inwiefern Tai Chi für Patienten mit Knie-Arthrose von Vorteil sein kann. Die Teilnehmerinnen und Teilnehmer wurden angewiesen, zweimal wöchentlich 60 Minuten lang Tai Chi zu üben, eine Kontrollgruppe führte ein Aufmerksamkeitstraining mit Wellness- und Stretchingelementen durch. Die Auswertung der Untersuchungen ergab, dass die Tai Chi-Gruppe über eine bessere Befindlichkeit (Schmerzempfinden, physische Verfassung usw.) verfügte als die Kontrollgruppe. Die Forscher schlussfolgern, dass Tai-Chi bei Knie-Arthrose zur Schmerzlinderung und somit zu verbesserter Beweglichkeit, erhöhter Lebensqualität und weniger depressiven Verstimmungen verhelfen kann.

Die bisher größte Tai Chi-Studie der amerikanischen Arthritis Foundation konnte im Jahr 2010 eine Wirksamkeit von Tai Chi bei Rheumatoider Arthritis nachweisen. Bei den Teilnehmern, die 12 Tai Chi-Sequenzen erlernten, zeigten sich Verbesserungen bei Schmerzen, Müdigkeit, Steifheit und allgemeinem Wohlbefinden.

Tai Chi kann daher als effektive Übungsmethode bei rheumatoiden Beschwerden angesehen werden.

Yoga

Yoga ist ein uralter Übungsweg, der spirituelle Erfahrung und körperliche Bewegung vereint. Die Übungen zielen auf eine Verbindung zwischen Körper und Seele und dienen somit der Bewegung und der Entspannung gleichermaßen. Yoga kann dazu beitragen, Muskelstärke und Haltekraft zu erhöhen, die Beweglichkeit zu steigern und Stress und Ängstlichkeit zu reduzieren.
Es gibt Untersuchungen, die zeigen, dass Schmerzen durch spezielle Yoga-Atemübungen gelindert werden können. In Studien ist auch belegt, dass Yoga-Programme bei Rheumatikern die Griffstärke verbessern, positive Effekte bei Karpaltunnelsyndrom und Handgelenksarthrosen haben und die Beweglichkeit insgesamt verbessern.

! Es ist wichtig, dass die Yogaübungen auf den individuellen Gesundheitszustand abgestimmt sind. Daher möchten wir Ihnen empfehlen, einen Yogakurs aufzusuchen und mit dem Lehrer zu sprechen. Manche Yogalehrer sind speziell ausgebildet, um mit kranken Menschen zu arbeiten. Es gibt auch in verschiedenen Einrichtungen spezielle Angebote für Rheumakranke. Mehr Informationen finden Sie hier:
www.iyengar-yoga-deutschland.de

Rita Keller: *Aufrecht, heiter und gelassen – „Yoga kennt kein Alter"*. Buch und Lern-DVD. Essen: KVC 2012.

Entspannungsverfahren

Entspannungsverfahren können die Lebensqualität der Kranken wesentlich verbessern – das ist wissenschaftlich nachgewiesen.
Ein Teil der Schmerzen, unter denen Rheumapatienten leiden, entsteht durch verspannte Muskeln. Gemeinsam mit einem moderaten Bewegungsprogramm helfen Entspannungsübungen, die Selbstheilungskräfte des Körpers anzuregen und Schmerzen zu lindern. Auf diese Weise kann möglicherweise auch die Dosis schmerzlindernder Medikamente reduziert werden.
Entspannungstechniken gibt es viele, und jeder muss für sich herausfinden, was ihm am ehesten liegt.

Autogenes Training

Autogenes Training ist eine bewährte Methode zur Selbstentspannung. Sie führt über Vorstellungsübungen, z. B. von Ruhe und Gelassenheit, zur Entspannung auf der körperlichen Ebene. Dies wiederum hat Auswirkungen auf die seelische Befindlichkeit.

Zu Beginn werden nacheinander sechs Grundformeln eingeübt, die jeweils mehrere Minuten lang immer wieder in Gedanken wiederholt werden, zum Beispiel „Ich bin ganz ruhig“, oder „Mein rechter Arm wird ganz schwer“. Schließlich stellt sich das entsprechende Körpergefühl auch tatsächlich ein. Im Laufe der Zeit werden die Grundformeln durch gute Vorsätze ersetzt, zum Beispiel „Ich bin ruhig und konzentriert“. Menschen, die regelmäßig Autogenes Training praktizieren, können auf Stress gelassener reagieren.

Progressive Muskelentspannung

Auch die Progressive Muskelentspannung nach Jacobson wird Rheumapatienten empfohlen. Bei diesen Übungen lernt man, Muskelpartien in einem Wechsel von Anspannung und Entspannung gezielt zu beeinflussen. Hierbei wird die Wahrnehmung geschult, ob ein Muskel angespannt oder locker ist.

Feldenkrais

Die Feldenkrais-Methode hilft, ungesunde Bewegungsmuster aufzudecken und neuen Verspannungen vorzubeugen. Feldenkrais ist nach dem Begründer Moshe Feldenkrais benannt und soll uns helfen, alltägliche und unbewusst ablaufende leichte Bewegungsabläufe bewusst zu machen und vielleicht Alternativen aufzuzeigen. Nachteilige Bewegungsmuster können dadurch gelöst werden. Alternative und weniger schmerzhafte Bewegungsmuster können vom Gehirn erlernt werden.

Meditation

Es gibt eine leichte Entspannungsübung, die Sie auch selbst durchführen können. Kurze **Meditationsübungen** wie die Folgende haben zahlreiche Auswirkungen auf unseren Körper:

- Der Stoffwechsel wird verlangsamt.
- Das Herz schlägt langsamer.
- Die Muskeln entspannen sich.
- Der Atem wird langsamer.
- Der Blutdruck sinkt.

Eine Übung für den Einstieg:
Die Entspannungs-Antwort nach H. Benson*

- Suchen Sie sich ein Wort, einen kurzen Satz oder ein kurzes Gebet, das fest in Ihrem persönlichen Glaubenssystem verankert ist („Jesus“, „Shalom“, „Friede“ usw.). Wir zeigen die Übung am Wort „Eins“.
- Sitzen Sie ruhig in einer bequemen Position.
- Schließen Sie die Augen.
- Entspannen Sie alle Muskeln, bei den Füßen beginnend bis hin zum Gesicht. Bleiben Sie entspannt.
- Atmen Sie langsam durch die Nase. Werden Sie sich Ihres Atems bewusst. Wenn Sie ausatmen, sagen Sie ruhig zu sich selbst „Eins“. Einatmen – ausatmen – „Eins“ etc. Atmen Sie leicht und natürlich.

Machen Sie sich keine Gedanken darüber, ob Sie ein tiefes Maß an Entspannung erreicht haben oder darüber, wie gut die Übung geklappt hat. Behalten Sie eine passive Haltung bei. Wenn während der Übung ablenkende Gedanken auftauchen, versuchen Sie, sich nicht auf diese Gedanken zu konzentrieren, sondern sie vorbeiziehen zu lassen. Wiederholen Sie stattdessen: „Eins“. Ablenkende Gedanken, innere Bilder oder Gefühle bedeuten nicht, dass Sie die Technik nicht korrekt ausführen.

---

* vgl. www.relaxationresponse.org/steps

Sie sind zu erwarten. Mit etwas Übung und Mühe wird nach kurzer Zeit die „Entspannungs-Antwort" in Ihrem Körper eintreten.
Wiederholen Sie die Übung für 10 bis 20 Minuten. Sie können die Augen öffnen, um die Zeit zu überprüfen, aber benutzen Sie keinen Wecker.
Bleiben Sie nach Beendigung der Übung einige Minuten ruhig sitzen – zuerst mit geschlossenen, später mit geöffneten Augen. Stehen Sie vorerst mehrere Minuten nicht auf.
Praktizieren Sie die Technik ein- oder zweimal am Tag, aber nicht innerhalb zweier Stunden nach dem Essen.

* * *

Bewegung und Entspannungsübungen geben Ihnen die Möglichkeit, selbst aktiv etwas zur Linderung Ihrer Schmerzen beizutragen. Nutzen Sie dieses Potenzial! Probieren Sie verschiedene Übungen aus und wählen Sie diejenige aus, die Ihnen am meisten zusagt. Zusammen mit Ihrem Arzt können Sie die ausgesuchte Methode in das Gesamtbehandlungskonzept mit einbeziehen.

Ernährung und Nahrungsergänzung

Was hat die Ernährung mit Rheuma zu tun? Auf den ersten Blick scheint es keinen direkten Zusammenhang zwischen dem Mittagessen und den steifen Gelenken am Morgen zu geben. Tatsächlich ist die Ernährung aber eine wichtige Basistherapie rheumatischer Erkrankungen. Über Ihren täglichen Speiseplan können Sie aktiv die Entzündungsaktivität in Ihrem Körper beeinflussen, entsäuern und durch eine verbesserte Verdauung auch entgiften und das darmassoziierte Immunsystem stärken.

Die typisch westliche Ernährungsweise mit zu viel Zucker und Fett, Fastfood, Softdrinks, Weißmehlprodukten, Fertiggerichten u.v.m. fördert die Entstehung von Entzündungen und ist Auslöser vieler chronischer Erkrankungen.

Bestimmte Nahrungsmittel wirken dagegen entzündungshemmend und schmerzlindernd. Diese natürlichen Entzündungshemmer möchten wir Ihnen hier ans Herz legen.

Der Arbeitskreis „Ernährungsmedizin in der Deutschen Gesellschaft für Rheumatologie“ hat für Rheumapatienten eine Reihe von Ernährungsempfehlungen erarbeitet, die wir an dieser

Stelle mit den Erfahrungen der Klinik für Naturheilkunde in Essen ergänzen. In der Klinik werden Gerichte angeboten, die Elemente der mediterranen, der asiatischen und der Vollwertküche beinhalten:

- Grundlage für die Ernährung von Rheumapatienten sollten naturbelassene Nahrungsmittel, viel Gemüse und Obst, Nüsse und Samen sowie hochwertiges Pflanzenöl sein.
- Die Nahrung sollte reich an Omega-3-Fettsäuren sein, zum Beispiel aus Lachs und Hering. Dieser sollte zweimal wöchentlich auf den Tisch kommen.
- Fester Bestandteil der mediterranen Ernährung sind Olivenöl und Knoblauch. Beide Lebensmittel besitzen eine durch Studien bestätigte antientzündliche Wirkung. Die positive Wirksamkeit einer mediterranen Ernährung auf die Krankheitsaktivität bei Rheuma konnte gegenüber einer typisch „westlichen" Ernährung in einer kontrollierten Untersuchung gezeigt werden.
- Achten Sie darauf, dass Ihre Nahrung reich an Vitalstoffen ist. Diese stecken zum Beispiel in Obst, Paprika und Kohlsorten (Vitamin C),

in Weizenkeimen, Sonnenblumenöl und Nüssen (Vitamin E). Auch eine ausreichende und ausgewogene Mineralstoffversorgung wirkt Entzündungen entgegen. Als König der entzündungshemmenden Mineralstoffe kann man Magnesium bezeichnen. Ein Magnesiummangel kann folglich die Entwicklung chronischer Entzündungen fördern. Viel Magnesium steckt in Nüssen, Vollkornprodukten und Hülsenfrüchten.

! Bitte achten Sie darauf, dass Ihnen die Nahrungsmittel bekommen. Gerade bei naturbelassenem Obst und Gemüse können Unverträglichkeiten auftreten. Falls Sie die frischen Lebensmittel nicht vertragen, können Sie sie auch leicht dünsten oder garen.

Antioxidanzien

Durch die entzündlichen Schübe bei einer Rheumatoiden Arthritis entstehen im Körper freie Radikale, aggressive Sauerstoffverbindungen, die das Erbgut und biologische Zellvorgänge schädigen können. Auf diesen so genannten oxidativen Stress reagiert unser Körper mit einem speziellen Abwehrsystem.

Der gesunde Organismus verfügt über ausreichende Schutzsysteme durch Enzyme und Antioxidanzien, die für eine Balance zwischen Oxidation und Reduktion sorgen. Eine schädigende Wirkung haben die Radikale, wenn die antioxidativen Systeme überlastet sind – wie es bei einer chronischen Erkrankung der Fall ist.

Man hat herausgefunden, dass niedrige Spiegel von Vitamin D, E und Selen rheumatische Erkrankungen begünstigen. Es ist daher sinnvoll, in der Ernährung auf ausreichende Zufuhr dieser Vitalstoffe zu achten.

Vitamin D ist reichlich in Lebertran und fettem Seefisch (wie Lachs oder Hering) enthalten.

Vitamin E ist in Lebensmitteln nur in kleineren Mengen enthalten, z. B. in Nüssen und Samen (Weizenkeime, Mandeln, Sonnenblumenkerne, Haselnüsse und Erdnüsse). Empfehlenswert sind außerdem Weizenkeimöl, Rapsöl oder Distelöl – allerdings nur für die kalte Küche.

Gute **Selenlieferanten** sind nur wenige Lebensmittel. Empfehlenswert sind Hülsenfrüchte,

Nüsse, Samen (Sesam) und Pilze (z. B. Steinpilze).

Omega-3- und Omega-6-Fettsäuren

Bei der Rheumatoiden Arthritis werden spezielle Botenstoffe, so genannte Entzündungsmediatoren, gebildet, die eine dauerhafte Entzündungsreaktion hervorrufen und langfristig Gelenkknorpel und Knochen zerstören können.
Auslöser für die Entstehung solcher Entzündungsmediatoren ist z. B. die Arachidonsäure, die zu den Omega-6-Fettsäuren gehört und eigentlich wichtige Funktionen wie die Förderung von Wachstum und Wundheilung hat. Über die Nahrung, vor allem über tierische Produkte (Fleisch- und Wurstwaren), führen wir jedoch zu viel Arachidonsäure zu. In der Folge kommt es nicht nur zu einer Übersäuerung des Körpers, sondern zu einer Verstärkung von Entzündungsreaktionen. Durch eine übermäßige Zufuhr von Omega-6-Fettsäuren über die Nahrung können also zahlreiche entzündungsbedingte Krankheiten verschlimmert werden.
Omega-3-Fettsäuren sind die Gegenspieler dieses Mechanismus. Sie sind in Kaltwasserfischen

(u. a. Lachs, Makrele, Hering) und in hochwertigen Pflanzenfetten (u. a. Lein- und Rapsöl) in hoher Konzentration enthalten.

Von besonderer Bedeutung ist das Verhältnis der durch die Nahrung zugeführten Omega-3- zu den Omega-6-Fettsäuren. Durch eine Erhöhung der Zufuhr von Omega-3-Fettsäuren und die gleichzeitige Reduktion des Omega-6-Fettsäureanteils in der Nahrung können entzündliche Prozesse vermindert werden.

Wissenschaftliche Untersuchungen haben gezeigt, dass zumindest die Beschwerden wie Schwellungen, Übererwärmung und Schmerzen bei entzündlichen rheumatischen Erkrankungen durch eine Ernährung, die reich an Omega-3-Fettsäuren ist gelindert und der Einsatz von Medikamenten reduziert werden kann.

* * *

Probieren Sie verschiedene vegetarische Gerichte aus, zum Beispiel Gemüsepfannen, Aufläufe, eifreie Pasta mit Gemüsesoße, Reisgerichte. Grundsätzlich empfehlen wir Ihnen eine vegetarische Ernährungsweise. Im folgenden Ratgeber finden Sie wertvolle Hinweise und Rezepte:

Sigrid Bosmann, Anna Paul: *Vegetarisch vollwertig kochen*. Leichte und genussvolle Gerichte. Essen: KVC, 3. Auflage 2017

Tipps für den Einkauf von Fisch

Achten Sie darauf, dass der Fisch nicht aus überfischten Gewässern stammt. Im Handel ist immer öfter Fisch zu haben, der das Siegel des Marine Stewardship Council (MSC) trägt. Es garantiert die nachhaltige Fischerei für die entsprechenden Produkte. Um das Siegel zu erhalten, dürfen die Fischereibetriebe nicht mehr Fisch fangen, als nachwachsen kann. Die angewendeten Fangmethoden sollen den Lebensraum in den Meeren nicht zerstören.
Laut WWF und Greenpeace sind Alaska-Seelachs (mit MSC-Siegel), Hering und Forelle (europäische Zucht) und Karpfen eine gute Wahl beim Fischkauf.

Wann sind Nahrungsergänzungsmittel sinnvoll?

Grundsätzlich ist es sinnvoll, die notwendigen Vitalstoffe primär über die Nahrung zuzuführen. Es gibt jedoch Mangelzustände oder auch

Risikofaktoren für Rheumatiker, bei denen es ratsam ist, gezielt Vitamine, Mineralien und Spurenelemente in Form eines Kombinationspräparates aufzunehmen. Erkundigen Sie sich dabei in der Apotheke bitte nach speziellen Präparaten für Gelenkerkrankungen.

> Typischerweise werden Vitamine, Mineralien und Spurenelementen kurmäßig eingenommen. Bitte besprechen Sie die Einnahme mit Ihrem behandelnden Arzt.

Wer sichergehen möchte, welche Vitamine, Spurenelemente oder Mineralien ihm vor allem fehlen bzw. ob überhaupt Vitalstoffe fehlen, sollte ein Blutbild machen lassen, um Mangelzustände zu diagnostizieren. Mangelzustände bei Vitaminen und Spurenelementen belasten den Organismus und schränken seine Funktionsfähigkeit ein. Auch wenn bislang ein direkter Zusammenhang von der Gabe hoch dosierter Vitalstoffe zu einem Rückgang der rheumatischen Beschwerden noch nicht belegt wurde, ist es immer sinnvoll, Mangelzustände auszugleichen.

Was Sie vermeiden sollten

Wie bereits beschrieben, gibt es Lebensmittel, die Entzündungsprozesse begünstigen oder den Stoffwechsel übersäuern.

Grundsätzlich sollten Sie entzündungsfördernde Lebensmittel meiden, da diese das Immunsystem nur unnötig belasten. Zu diesen Lebensmitteln gehören vor allem industriell verarbeitete Nahrungsmittel aller Art, Zusatzstoffe und Konservierungsmittel.

Wissenschaftliche Untersuchungen haben gezeigt, dass die Beschwerden bei Rheumatoider Arthritis durch eine geeignete Ernährung gelindert werden können – und auf diese Weise auch die Medikamentendosis reduziert werden kann.

Vermeiden Sie also harnsäureproduzierende und entzündungsverstärkende Nahrungsmittel wie tierisches Eiweiß, fette Milchprodukte und Eier. Verzichten sollten Sie so weit wie möglich auf Weißmehlprodukte und Zucker.

Was nicht weiter verwundert: Auch das Rauchen ist ein krankheitsbegünstigender Faktor dar. Eine Studie zeigt, dass rauchende Frauen zwischen 55 und 69 Jahren deutlich häufiger eine Rheumatoide Arthritis entwickeln, wobei die Gefährdung mit der Zahl der Zigaretten steigt.

Heilfasten

Eine rheumatische Erkrankung veranlasste Dr. Otto Buchinger (1878–1966), Arzt bei der Kaiserlichen Marine und Homöopath, einen Versuch mit dem Fasten zu unternehmen. Buchinger litt so stark unter dem Gelenkrheuma, dass er seinen Dienst einstellen musste und als arbeitsunfähig galt. 1919 fastete er für 19 Tage und war danach nahezu schmerzfrei. Dieser eindrucksvolle Erfolg seiner Selbstbehandlung veränderte sein Leben. Buchinger beschäftigte sich systematisch mit dem Fasten, entwickelte eine Fastenkur und gründete 1920 in Witzenhausen das Kurheim „Dr. Otto Buchinger", dessen Stammhaus 1935 nach Bad Pyrmont verlegt wurde. Heute ist das Heilfasten untrennbar mit dem Namen Buchinger verbunden.
Fasten wird definiert als der freiwillige und zeitlich definierte Verzicht auf feste Nahrung und Genussmittel. Das Fasten ist ein wichtiger Bestandteil zahlreicher Kulturen und Religionen und wird heute als fester Baustein in vielen Therapieprogrammen eingesetzt. Die Buchinger Kur ist ein umfassendes Konzept für eine stationäre Fastentherapie, in der Physio-, Bewegungs-

und dem Fasten nachfolgende Ernährungstherapie mit einem ordnungstherapeutischen Programm kombiniert sind.

Wesentliche Kennzeichen des Buchinger-Fastens

- Die Fastendauer beträgt nach ärztlicher Verordnung zwischen 7 und 28 Fastentagen inklusive Einführung und Aufbauphase.
- Modifikation mit täglicher Nahrungsenergiezufuhr von etwa 250–300 kcal durch Einnahme von:
  - Gemüsebrühe (¼ Liter)
  - Obst- oder Gemüsesäfte (¼ Liter)
  - Honig (30 g)
- Ausreichend kalorienfreie Flüssigkeitszufuhr (mindestens 2,5 Liter) durch Kräutertees und Wasser
- Verzicht auf Genussmittel (Kaffee, Nikotin)
- Begleitend Bewegungstherapie, physikalische Therapien; Einstellung eines Gleichgewichts zwischen Bewegung und Ruhe
- Förderung der Ausscheidungsvorgänge über Darm (abführende Salze, Einläufe), Leber (u. a. Leberwickel), Niere (Trinkmenge), Lunge und Haut
- Sorgfältiger Kostaufbau und Hinführung zu einem gesunden Lebensstil

Fastentherapien haben sich in der Behandlung rheumatischer Erkrankungen bewährt. Fasten

führt zu einer Reihe von immunmodulierenden Effekten. Der Einfluss kurzer Fastenperioden von sieben bis neun Tagen auf den Verlauf der Rheumatoiden Arthritis wurde mehrfach untersucht, in der Regel an Patienten mit milder und stabil eingestellter Erkrankungsform. Unter anderem wurde eine Besserung der Schmerzen und der Dauer der Morgensteifigkeit beschrieben.
Durch das Fasten wird das Gewebe entsäuert. Gleichzeitig die Bindegewebsfunktionen aktiviert, Stoffwechselrückstände ausgeschieden, entzündliche Prozesse gedämpft und die Reaktion auf die medikamentöse Therapie verbessert.
Während des Fastens sollte grundsätzlich auf eine Flüssigkeitszufuhr von zwei bis drei Litern pro Tag geachtet werden.

> Fastenkuren sollten Sie nicht eigenmächtig durchführen, da auch die Medikamentendosis angepasst werden muss. Sprechen Sie vorab mit Ihrem Arzt. Längere Fastenkuren sollen von Ärzten mit Erfahrung in der Diättherapie begleitet werden.

Thomas Rampp, Annette Kerckhoff: *Heilfasten*. Essen: KVC 2010

Phytotherapie

Pflanzliche Arzneien sind ein etabliertes und gut erforschtes Standbein in der Behandlung rheumatischer Erkrankungen. Nebenwirkungsreiche konventionelle Medikamente können häufig eingespart und das Risiko von Behandlungskomplikationen vermindert werden. Allerdings sollten Sie beim Einsatz von pflanzlichen Arzneimitteln darauf achten, dass eine Wirkung meist nicht sofort eintritt. Die Behandlung sollte über einen längeren Zeitraum (sechs bis acht Wochen) erfolgen. Bei hoher Krankheitsaktivität kommt den hier genannten Phytotherapeutika eher eine unterstützende Rolle zu.

! Auch pflanzliche Arzneimittel sind nicht frei von Nebenwirkungen und Wechselwirkungen mit konventionellen Präparaten. Die Einnahme sollte daher immer in Absprache mit dem behandelnden Arzt erfolgen.

Alraune

Die Alraune (*Mandragora officinarum L.*) gehört zur Familie der Nachtschattengewächse und ist mit der giftigen Tollkirsche verwandt. Ihre Heimat ist der Orient, bei uns ist sie kaum bekannt. Wichtige Inhaltsstoffe der Alraune sind Alkaloide, vor allem Atropin, Hyoscyamin, Scopolamin, Cuscohygrin, Apoatropin. Diese Stoffe haben eine teils betäubende, teils anregende Wirkung auf das Nervensystem und gehen mit zum Teil schweren Sinnestäuschungen einher. Damit ist die Alraune eine sehr giftige Pflanze, die in erfahrene Hände gehört.

Alraune ist eine sehr alte Heilpflanze und ein sagenumwobenes Hexenkraut. Aus der Wurzel geschnitzte Talismane wurden als Glücksbringer gegen bösen Zauber gepflegt.

In homöopathischer Verdünnung stehen zwei Mittel zur Verfügung: Cartilago/Mandragora comp. Globuli velati wird bei verformender Arthrose im entzündlichen Stadium und Polyarthritis eigesetzt. Betula/Mandragora comp. Globuli velati wird zur Anregung des Aufbaustoffwechsels bei schmerzhaften degenerativen und chronisch-entzündlichen Gelenkerkrankungen gegeben.

Gelbwurz

Medizinisch, aber auch im Gewürzregal ist die Gelbwurz (*Curcuma longa, Curcuma xanthorriza*) hierzulande eine interessante Neuentdeckung. Denn mittlerweile ist wissenschaftlich belegt, dass die Gelbwurz die Beweglichkeit von Körper und Geist fördert – und vielleicht deshalb ein so beliebtes Gewürz der indischen Yogis ist.
Die Gelbwurz gehört zu den Ingwergewächsen, ist also verwandt mit Ingwer und Galgant. Nicht verwechselt werden darf sie mit der kanadischen Gelbwurz, die andere Eigenschaften hat und zu einer anderen Pflanzenfamilie zählt.
Die Heimat der Pflanze ist Südostasien. Verwendet werden zwei Arten: *Curcuma longa* und *Curcuma xathorrhiza*. Wildwachsend kommen sie vor allem auf Java vor, kultiviert wird die Gelbwurz auch im tropischen Asien und Afrika. Die *Curcuma longa* wird eher als Gewürz, die *Curcuma xanthorrhiza* eher als Arzneimittel verwendet. In Indonesien wird Gelbwurz auch als Tee getrunken.
Verwendet wird der Wurzelstock. Wirksame Inhaltsstoffe sind das ätherische Öl, außerdem der intensive gelbe Farbstoff Curcumin.

Die Gelbwurz regt den Gallenfluss und die Galleproduktion an, wirkt aber auch entzündungshemmend, antibakteriell, außerdem antioxidativ, antiviral und leberschützend. Sie wird traditionell eingesetzt bei Verdauungsbeschwerden, bei entzündlichen Erkrankungen der Gallenblase und der Gallenwege. Interessant ist die Anwendung jedoch auch bei anderen Beschwerdebildern, die möglicherweise indirekt von einer guten Leberfunktion profitieren.

Über die Gelbwurz finden sich über 1000 Einträge in der amerikanischen Datenbank PubMed, darunter zahlreiche klinische Studien, die sich mit den unterschiedlichsten Fragestellungen und Krankheiten befassen, z. B. mit chronischer Müdigkeit, Magenschleimhautbeschwerden, Knie-Arthritis u.v.m. Die Ergebnisse vermitteln den Eindruck, dass mit der Gelbwurz ein Gewürz zur Verfügung steht, das einen positiven Effekt auf zahlreiche Organsysteme hat und deshalb regelmäßig beim Kochen verwendet werden sollte!

Essen Sie immer wieder Speisen, die mit der Gelbwurz (auch „indischer Safran" genannt) gewürzte sind – und Ihre Leber und damit Ihr ganzer Organismus werden es Ihnen danken. Als

Kur lassen sich Kurkuma-Kapseln einnehmen. Aber **Vorsicht**: Bei längerer Anwendung kann es zu einer Reizwirkung auf den Magen kommen. Bitte besprechen Sie die Einnahme mit dem Arzt.

Weidenrinde

Die Weidenrinde (*Salicis cortex*) ist ein Klassiker der pflanzlichen Heilmittel. Bereits Hippokrates verwendete sie als Mittel gegen Fieber und Schmerzen. In der modernen Medizin kommt Weidenrinde vor allem zur Schmerzbehandlung bei Weichteilrheumatismus, Rheumatoider Arthritis, Arthrose, Rückenschmerzen oder Gicht zum Einsatz. Außerdem kann Weidenrinde auch bei anderen chronischen Schmerzen (z. B. Kopfschmerzen) und akuten fieberhaften Infekten angewendet werden.

Die entzündungshemmende, fiebersenkende und schmerzlindernde Wirkung von Weidenrinde wurde bereits 1984 vom damaligen Bundesgesundheitsamt positiv bewertet. Mittlerweile konnte in mehreren hochwertigen Studien belegt werden, dass Weidenrindenzubereitungen deutlich Schmerzen lindern – insbesondere bei Arthrose- und Rückenschmerzen.

Für die entzündungshemmende Wirkung der Weidenrinde sind vor allem zwei Substanzen verantwortlich, die etwa 1–1,5 % der Rinde ausmachen: Salicin und Salicortin. Beide Substanzen werden in Darm und Leber zur therapeutisch wirksamen Salicinsäure verstoffwechselt. Salicinsäure hemmt die Entstehung von Botenstoffen, die Entzündungen entstehen lassen und aufrechterhalten.
In bisherigen klinischen Studien mit Weidenrindenzubereitungen traten im Vergleich mit herkömmlichen Antirheumatika nur selten Nebenwirkungen auf.

! Weidenrindenprodukte sollten nicht angewendet werden von Menschen, bei denen eine Überempfindlichkeit gegen Salicylate bekannt ist, die zu Allergien neigen oder unter Asthma bronchiale und spastischen Bronchitiden leiden. Auch Patienten mit Blutgerinnungsstörungen sollten Weidenrindenprodukte vorsichtshalber meiden.

Zur Behandlung rheumatischer Schmerzen empfiehlt sich der Einsatz von standardisierten Präparaten (Fertigarzneien) aus Weidenrinde

mit definiertem Salicingehalt (120, besser 240 mg pro Tagesdosis).
Die Anwendung von aus Weidenrinden zubereiteten Tees ist nur eingeschränkt zu empfehlen. Die meisten der im Handel unter der Bezeichnung „Salicis cortex“ erhältlichen Lieferungen enthalten nach wie vor nur sehr wenig Gesamtsalicin.

Teufelskralle

Die Teufelskralle (*Harpagophytum procumbens*) ist in Afrika beheimatet, verwendet werden die Knollen. Sie enthalten Bitterstoffe, unter ihnen so genannte Iridoide.

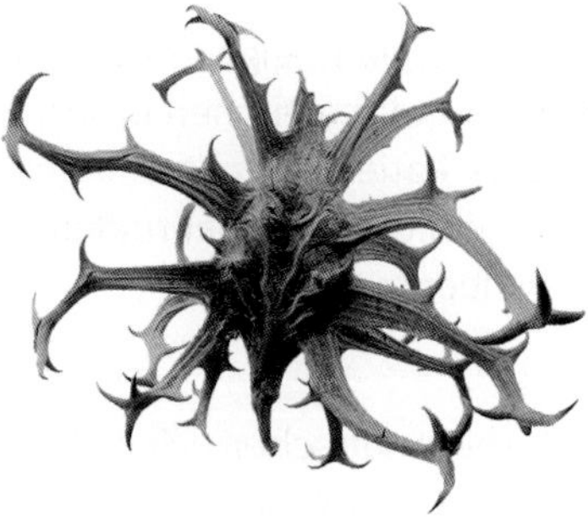

Teufelskralle (Harpagphytum procumbens)

Zahlreiche klinische Studien und Erfahrungsberichte belegen, dass durch den Extrakt der südafrikanischen Pflanze (z. B. Doloteffin®-Tabletten) wirksam Schmerzen, Entzündung und Steifigkeit vermindert werden und sich die Beweglichkeit deutlich verbessert.
Klassische Einsatzbereiche sind insbesondere schmerzhafte degenerative Gelenkerkrankungen wie Arthrosen der Extremitätengelenke, aber auch Rückenschmerzen. Begleitend kann sie aber auch bei allen anderen rheumatischen Erkrankungen verwendet werden. Der Wirkungseintritt erfolgt nach ein bis zwei Wochen.

! Teufelskrallenextrakt gilt allgemein als gut verträglich. Die Teufelskralle enthält aber Bitterstoffe, durch die es zu Nebenwirkungen wie z. B. Übelkeit oder Magenbeschwerden kommen kann. Dies gilt auch für den Tee, der bisweilen in Teemischungen für rheumatische Erkrankungen enthalten ist.

Teufelskralle sollte nicht bei Magen- oder Zwölffingerdarmgeschwüren oder Blutgerinnungsstörungen eingenommen werden, von der Einnahme während Schwangerschaft und Stillzeit sowie bei Kindern unter zwölf Jahren wird abgeraten. Die Einnahme sollte nur in Absprache mit dem behandelnden Arzt erfolgen.

Brennnessel

Die Brennnessel (*Urtica urens*) ist eine traditionelle Heilpflanze zur Behandlung rheumatischer Gelenkerkrankungen.

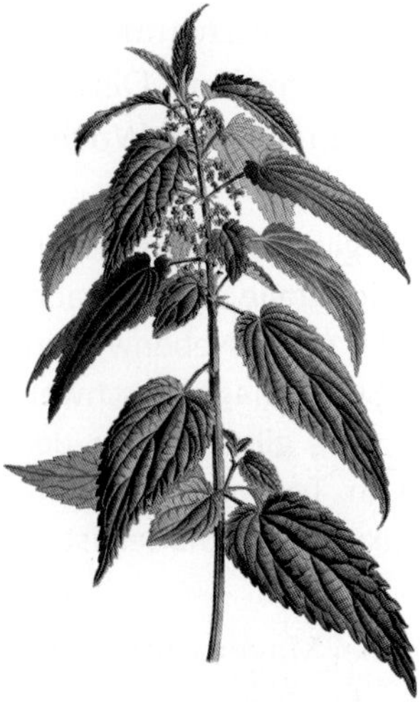

Brennnessel
(*Urtica urens*)

In der Volksmedizin war es üblich, sich mit Brennnesseln auszupeitschen.

Durch das Peitschen brechen die feinen Brennhärchen ab, die Histamin enthalten. Es kommt zu der typischen Quaddelbildung. Die Haut wird verstärkt durchblutet, mit Nährstoffen versorgt, Abfallstoffe werden abtransportiert. Der durch die Brennnessel verursachte Schmerz löst in gewisser Weise den rheumatisch bedingten Schmerz ab.
Innerlich galt die Brennnessel als „blutreinigend" und wurde deshalb auch als Tee bei rheumatischen Erkrankungen eingesetzt.
Mittlerweile hat sich auch die Wissenschaft der Brennnessel zugewandt: In mehreren Studien konnte an etlichen hundert Patienten gezeigt werden, dass sich durch Einnahme von Brennnesselextrakten (z. B. Rheuma Hek®) Gelenkschmerzen deutlich reduzieren lassen und die Gelenkbeweglichkeit zunimmt. Nebenwirkungsreiche konventionelle Schmerzmittel konnten eingespart werden.
Brennnesselextrakte sind nebenwirkungsarm.

! Vereinzelt wurde nach Überdosierung Durchfall oder Erbrechen beobachtet. Allergische Reaktionen treten selten auf. Die Einnahme während Schwangerschaft und Stillzeit ist unbedenklich. Nicht geeignet ist die Brennnesseltherapie für Menschen, die an einer eingeschränkten Herz- oder Nierentätigkeit leiden. Auch für Kinder unter zwölf Jahren werden Brennnesselzubereitungen nicht empfohlen.

Die Brennnessel kann gut als Tee eingenommen werden, am besten in einer Mischung (s. Kasten).

Teemischung
Brennnesselblätter
Löwenzahnwurzeln und -kraut
Pfefferminzblätter
In der Apotheke zu gleichen Teilen mischen lassen (zunächst zum Ausprobieren insgesamt 100 g).

Zubereitung und Dosierung:
1 flachen EL Teemischung mit 1 großen Tasse kochendem Wasser überbrühen und zugedeckt 5–10 Min. ziehen lassen, abseihen. Als Kur über 4–6 Wochen mehrmals täglich eine Tasse Tee trinken.

Anmerkung:
Brennnessel und Löwenzahn regen die Ausscheidung an, was bei Rheuma vorteilhaft ist. Aus naturheilkundlicher Sicht ist Rheuma auch

eine Frage von Ausscheidung und Entgiftung. Der Löwenzahn ist vor allem eine leber- und nierenwirksame Heilpflanze, die die gesamte Stoffwechsellage günstig beeinflusst. Löwenzahn wird daher bei Gicht und Rheuma als Begleitmaßnahme eingesetzt.
Aus geschmacklichen Gründen werden Pfefferminzblätter zugefügt, alternativ könnte man – wenn Pfefferminzblätter nicht schmecken oder gerade eine homöopathische Therapie durchgeführt wird – Melissenblätter nehmen.
Der Tee eignet sich auch sehr gut für „Nicht-Rheumatiker" für die Frühjahrskur.

Weihrauch

Bereits in der Antike wurden Harze des Weihrauch-Baumes (*Boswellia serrata*/ *Boswellia carterii*) von indischen, griechischen und chinesischen Heilkundigen als Heilmittel eingesetzt. Bis heute setzt die traditionelle Medizin Indiens Weihrauch zur Therapie z. B. von entzündlichen Darm- und Gelenkerkrankungen ein.
Die moderne Grundlagenforschung kommt zu spannenden Ergebnissen: Im Gegensatz zu bis-

her bekannten antientzündlichen und schmerzhemmenden Medikamenten hemmt Weihrauchextrakt offensichtlich nur die Herstellung so genannter Leukotriene, ohne den Stoffwechsel anderer Entzündungssignalstoffe deutlich zu beeinflussen. Leukotriene werden bei vielen chronisch-entzündlichen Krankheiten wie Rheumatoider Arthritis, Colitis ulcerosa, Morbus Crohn, Psoriasis und auch bei Asthma in hohen Konzentrationen vorgefunden und für die Aufrechterhaltung der Entzündungsprozesse verantwortlich gemacht. In kleineren und vorläufigen klinischen Studien konnte die schmerzlindernde und beweglichkeitsfördernde Wirkung bei Rheumatoider Arthritis und Arthrose gezeigt werden.

Die Wirkung von Weihrauchextrakt setzt nach vier bis sechs Wochen ein, so dass zu Beginn der Therapie andere Medikamente nicht abgesetzt werden sollten. Weihrauch wird in der Regel gut vertragen.

! Als unerwünschte Wirkungen treten selten Magen-Darmbeschwerden, vereinzelt auch allergische Reaktionen auf.

Fertigpräparate mit Extrakten des indischen Weihrauches sind in Deutschland bislang nicht zugelassen, jedoch ist der Import der Arznei durch internationale Apotheken möglich (Einzelrezeptur). Empfehlenswert sind Präparate aus der Schweiz. Von indischen Präparaten raten wir wegen fehlender Qualitätskontrollen ab. Eine Tablette oder Kapsel Weihrauchharz enthält ungefähr 400 mg Trockenmasse oder einen Extrakt mit vergleichbarer Wirkstoffmenge.
Je nach Herkunft, Qualität und Zubereitungsweise unterscheiden sich die Präparate, vergleichende Untersuchungen existieren nicht. Weihrauch-Kapseln sind mit einer geschmacksneutralen und magensäureresistenten Hülle umgeben und werden häufig besser vertragen als Tabletten.
Bei Rheumatoider Arthritis beträgt die empfohlene Tagesdosierung 3 x 2 bis 3 x 3 Tabletten oder Kapseln pro Tag.

Zitterpappel, Esche, Goldrute

Das Kombinationspräparat Phytodolor® aus Zitterpappel, Esche und Goldrutenkraut hat sich bei rheumatischen Erkrankungen bewährt, und

seine Wirksamkeit wurde in der Schmerztherapie bei Rheuma positiv getestet.
Ähnliche wie die Weidenrinde sind Zitterpappel und Esche Arzneipflanzen, die Salicylate enthalten und damit schmerzlindernd, fiebersenkend und entzündungshemmend wirken. Die Goldrute ist eine Pflanze, die man vor allem aus der Durchspülungstherapie bei Nierenerkrankungen und Harnwegsinfekten kennt. Sie ist als weiterer Bestandteil in Phytodolor enthalten, um die bei entzündlich rheumatischen Erkrankungen wichtige Nierenfunktion zu stärken und die Ausschwemmung anzuregen.

Salbenzubereitungen

Cayenne-Pfeffer

Salbenzubereitungen aus Cayenne-Pfeffer (Capsaicin) wirken auf die vom Rheuma betroffenen Gelenke schmerzlindernd und verbessern die Beweglichkeit. Capasaicin ist ein Scharfstoff, der im behandelten Bereich stark durchblutungsfördernd und schmerzlindernd wirkt. Die Schmerzlinderung erfolgt über die so genannte „Counter-Irritation“. Das heißt: Erst kommt es zu einem starken Wärmegefühl, eventuell auch

zunächst zu einer Verstärkung der Schmerzen, danach zu einem betäubenden Effekt.
Die Salbe wird bei schmerzhaften Verspannungen, Muskelhartspann im Bereich von Schulter, Arm und Wirbelsäule eingesetzt. Die Pfeffer-Salbe führt auf der behandelten Haut zu Wärmegefühl, auch Brennen und Stechen sind möglich (zum Auftragen Einmalhandschuhe verwenden; **Vorsicht**, dass die Salbe nicht an Augen oder Schleimhäute gelangt!). Die Therapie eignet sich nicht für Menschen mit überempfindlicher oder geschädigter Haut oder Paprika-Allergie.

! Laut Hersteller sollte die Anwendung maximal zwei Tage lang erfolgen und erst nach 14 Tagen wiederholt werden. Keine Daueranwendung!

Beinwell

Beinwell (*Symphytum officinale*) gibt bereits in seiner Namensgebung einen Fingerzeig auf die großen Einsatzbereiche dieser Pflanze, meint doch „Bein" in diesem Zusammenhang „Gebein, Knochen". Die lateinische Bezeichnung weist auf das griechische *symphyein* = zusammenwachsen hin. Als *Symphytum* wurden im Altertum verschiedene Heilpflanzen bezeichnet, die zur Behandlung von Knochenbrüchen eingesetzt wurden. Der deutsche Name stammt von „wallen“ ab, was so viel wie „Zusammenheilen von Knochen“ bezeichnet. So wurde die Pflanze auch „Wallwurz“ genannt. Der russische Name *zywokost* lässt sich als „knochenheilend“ übersetzen, was auf eine ähnliche Anwendung hinweist.

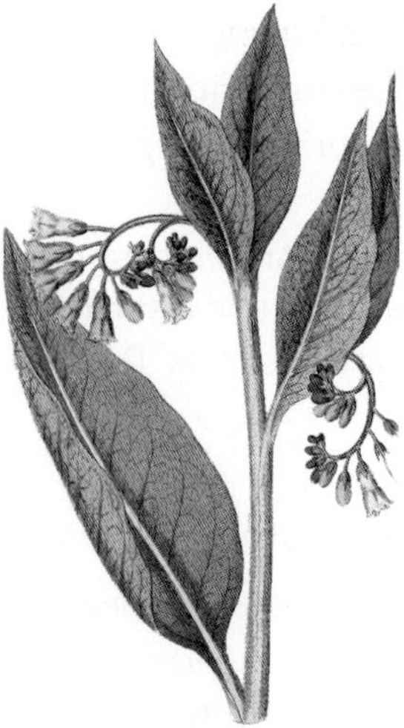

Beinwell (Symphytum officinale)

Botanisch gehört der Beinwell zu den Borretsch- oder Raublattgewächsen. Seine Blätter sind rauhaarig-filzig. Beinwell ist eine kräftige, bis zu einen Meter hohe Pflanze, deren rot-violette, manchmal gelblich-weiße Blüten in Trauben herabhängen. Arzneilich verwendet wird die Wurzel, der Wurzelstock ist dick und saftig, außen schwarz und innen weiß. Beinwell kommt in Mitteleuropa wildwachsend an Bach- und Teichrändern sowie auf nassen Wiesen vor.

Traditionell wurde die Wurzel zur Heilung von Knochenschäden, bei Wunden und Geschwüren verwendet, bei chronischen Eiterungen infolge von Knochenmarksentzündungen, bei offenen Beinen und Zellgewebsentzündungen.

Mit dem Beinwell steht eine Heilpflanze zur Verfügung, die den Knochen kräftigt und gleichzeitig entzündungsmindernd wirkt. Aus wissenschaftlicher Sicht ist vor allem das in der Wurzel enthaltene Allantoin für diese Wirkung verantwortlich, das die Zellregeneration beschleunigt. Außerdem sind der Schleimstoff Inulin, Kieselsäure und Vitamin B12 enthalten.

! Da Beinwell in geringen Mengen leberschädliche Pyrrolizidin-Alkaloide enthält, sollten die Dosierungsrichtlinien eingehalten werden.

Manche Präparate sind frei von Pyrrolizidin-Alkaloiden oder verwenden oberirdische Pflanzenteile.
Salben, die Beinwellwurzelextrakt enthalten, sind z. B. Kytta® Schmerzsalbe und Kytta® geruchsneutral. Traumaplant® Schmerzsalbe enthält eine Zubereitung aus frischem Beinwellkraut.

Arnika

Arnika (*Arnica montana)* ist in erster Linie eine Wundpflanze, die insbesondere bei stumpfen, nicht-blutenden Verletzungen eingesetzt wird, bei Prellungen, Verstauchungen, Verrenkungen usw. Volkstümliche Namen wie „Fallkraut" weisen auf die Anwendung bei Verletzungen hin. Arnika hat einen besonderen Bezug zu den Blutgefäßen, die Inhaltsstoffe wirken durchblutungsfördernd und schwellungsmindernd. Arnika baut Hämatome ab.
Die Pflanze steht unter Naturschutz, sie wächst auf trockenen Moor- und Waldwiesen, auf Triften und Kiefernschlägen, in Gebirgs- und Heidegegenden, auf ungedüngtem, kalkarmem Boden. Verwendet werden die Blüten.

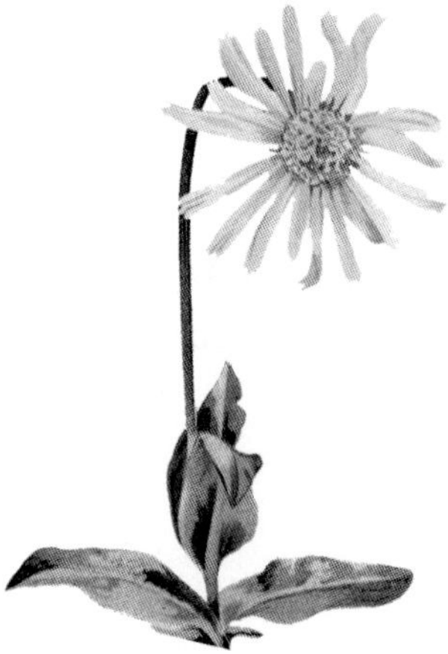

Arnika
(Arnica montana)

Volksmedizinisch wird Arnika vor allem als Tinktur für feuchte Auflagen (1 EL Tinktur auf ½ l Wasser) eingesetzt. Zur einfacheren Anwendung gibt es auch Arnika-Wundtücher.

Nicht angewendet werden sollte Arnika als Tinktur auf offenen Wunden, bei vorgeschädigter Haut oder hochkonzentriert. Arnica gehört zu einer Pflanzenfamilie mit hohem allergenen Potenzial.

Als offizielle Anwendungsbereiche der Pflanze gelten neben Verletzungs- und Unfallfolgen auch rheumatische Muskel- und Gelenkbeschwerden. Arnica kann bei akuten Gelenkentzündungen und in akuten Phasen chronischer Erkrankungen äußerlich eingesetzt werden. Als Salbenzubereitungen stehen z. B. CH-Alpha Gelenk Gel (mit Arnika, Ingwer und Weihrauch) oder Arnica Salbe DHU zur Verfügung.

Weitere ärztliche Therapien

Cantharidenpflaster

Die Behandlung mit Cantharidenpflaster zählt in der Naturheilkunde zu den ausleitenden Verfahren. Dabei ist die Idee einer „Reinigung“ des Körpers von innen nach außen vordergründig. Diese alten Therapieverfahren werden heute auf ihre Wirkung neu überprüft und in der Klinik für Naturheilkunde in Essen nach Evidenz eingesetzt. Zur Behandlung werden die Pflaster lokal auf die schmerzende Stelle gelegt und für 12–16 Stunden auf der Haut belassen. Durch den Wirkstoff Cantharidin (spanische Fliege) entsteht eine mit Flüssigkeit gefüllte Blase, die steril punktiert und dann mit einem Salbenverband weiterbehandelt wird.

! Keine Selbstbehandlung! Durch die Wundfläche besteht eine Infektionsgefahr, die nur durch sachgerechten Umgang vermieden werden kann.

Misteltherapie

Die Mistel ist eine Heilpflanze, die vor allem aus der anthroposophischen Krebstherapie bekannt ist. Dabei ist die Wirkung auf das Immunsystem gut erforscht. Für die Behandlung von Rheuma wird nach J. Wilkens Weiden-, Pinien-, Eschen-, Eichen- und Birkenmistel in höheren Potenzen, z. B. 10–30, unter die Haut gespritzt.
Die Injektionen führen zu einer lokalen Hautreaktion (Rötung, Schwellung), die gewünscht ist. Die lokale Entzündung hat eine Verbesserung der Durchblutung des schmerzenden Gelenks zur Folgen. Durch die Behandlung wird in der Folge eine Harmonisierung mit rückläufigen Entzündungsparametern erwartet.
Bei der Suche nach einem in der Misteltherapie erfahrenen Arzt hilft Ihnen die Gesellschaft anthroposophischer Ärzte unter www.gaed.de.

Traditionelle Chinesische Medizin

Aus der Traditionellen Chinesischen Medizin stammt das Rheumahandbad, das vom Autor empfohlen wird. Apotheken, die chinesische Kräuter führen, stellen das Handbad auf Wunsch nach diesem Rezept her.

100 g Notopterygii Rhizoma seu radix
60 g Astragali radix
60 g Clematidis radix
60 g Chuanxiong rhizoma
60 g Paeoniae rubra radix
60 g Curcumae longae rhizoma
60 g Zingiberis rhizoma
60 g Corydalis rhizoma
60 g Sposhnikoviae radix

Die Kräuter mit 930 ml abgekochtem Wasser übergießen und 24 Std. ziehen lassen. 930 ml Ethanol verg. 38 % (d. h. 370 ml Ethanol + 590 ml abgekochtes Wasser mischen) hinzugegeben. Das Gemisch 72 Std. stehen lassen. Das Handbad durch Mull filtrieren und sofort in eine 1 Liter Braunglasflasche (Apotheke) füllen. Die Flasche bei Zimmertemperatur an einem vor Sonnenlicht geschützten Ort aufbewahren.

Die frisch gewaschenen Hände bzw. Füße werden täglich 20 Minuten in der Flüssigkeit gebadet. Danach wird die Flüssigkeit wieder zurück in die Glasflasche geschüttet und am nächsten Tag wiederverwendet. Die Flüssigkeit kann mit abgekochtem Wasser über die Zeit ergänzt werden und ist etwa einen Monat haltbar.

Hydrotherapie

Wasseranwendungen sind seit der Antike bekannt. Im 18. Jahrhundert begannen Johann und Siegmund Hahn, das alte Wissen zu nutzen. Vinzenz Prießnitz und Pfarrer Johann Sebastian Kneipp führten und entwickelten die Grundlagen im 19. Jahrhundert fort. So wurden die Wasseranwendungen (Hydrotherapie) eine der „fünf Säulen" der Naturheilkunde. Die anderen vier Säulen sind Ordnung, Bewegung, Ernährung und Pflanzenheilkunde.

Die Hydrotherapie ist eine Reiztherapie und nutzt die heilende Kraft von heißem (39–41 °C), warmem (36–38 °C) und kaltem (bis zu 18 °C) Wasser. Das Wasser überträgt den Temperaturreiz sehr schnell auf die Haut.

! Wichtig dabei ist, dass der Körper anschließend ausreichend Ruhe und Zeit hat, wieder seine Normaltemperatur einzustellen. Bei kalten Händen und Füßen muss erst der Kreislauf angeregt werden, bevor kalte Güsse eingesetzt werden. Dies kann durch warme Anwendungen oder aktive Bewegung geschehen.

Kälteanwendungen

Kälteanwendungen können in einer akut-entzündlichen Situation hilfreich sein. Grundsätzlich ist die Anwendung empfehlenswert, wenn Sie sich in einer „Hitze-Fülle-Konstitution" befinden, d. h. über zu viel Wärme im Körper verfügen. Bemerkbar macht sich dies u. a. durch ein rotes Gesicht, Übergewicht, vermehrtes Schwitzen, vermehrte Muskelspannung, seelische Anspannung. Nicht empfehlenswert sind Kälteanwendungen, wenn ein Energiemangel vorliegt (Blässe, Schwäche, depressive Grundstimmung, Kälteempfindlichkeit, Verdauungsschwäche, Gewichtsabnahme).

Kalte Waschungen, ein feuchtkalter Wickel oder Wassertreten führen über die Aktivierung des vegetativen Nervensystems langfristig zur Entspannung. Dadurch wird das Risiko eines rheumatischen Schubs reduziert. Aus Sicht der traditionellen Naturheilkunde spielt bei Rheuma eine Störung der Wärmeregulation des Organismus eine Rolle. Die genannten Therapien wirken dieser Störung entgegen, indem sie die körpereigne Wärmeregulation anregen. Dies geschieht insbesondere durch die Kaltwasserreize. Durch die

Therapie nehmen langfristig die Kälteempfindlichkeit ab und die Fähigkeit zur Wärmebildung zu.

Sowohl die Entspannungsförderung als auch verbesserte Wärmebildung können langfristig die chronischen Schmerzen lindern und möglicherweise auch die Krankheitsaktivität positiv beeinflussen.

Auf akut entzündete Gelenke werden Kältepackungen in Form von Eis, Moor und Lehm gelegt. Diese Anwendung kann zu einer Schmerzlinderung und Entzündungshemmung beitragen. Als mildere Form der Kälteanwendung dienen Quarkpackungen (Speisequark im Kühlschrank gelagert). Im akuten Zustand können Kälteanwendungen nach Bedarf mehrfach täglich angewendet werden.

Ganzkörper-Kälteanwendung

Manche Rheumakliniken verfügen über Kältekammern, in denen die Patienten für wenige Minuten Temperaturen zwischen minus 60 und minus 110 Grad ausgesetzt sind. Es wird ein schmerzlindernder und entzündungshemmender Effekt beschrieben. In einzelnen Pilotstudien wurden positive Kurzzeit-Effekte beobachtet.

Kalte Waschungen

Die kalten Waschungen zählen zu den mildesten Wasseranwendungen. Folgendes ist zu beachten:

1. Der Körper muss vor der Anwendung warm sein. Wenn die Waschungen vorwiegend morgens durchgeführt werden, ist diese Bedingung (Bettwärme) gegeben. Wenn man die Waschungen abends vornimmt, sollte man sich zur Erwärmung des Körpers etwa 15–20 Minuten ins Bett legen und erst dann die Waschung ausführen.
2. Auf die Raumtemperatur achten! Man darf bei der Waschung nicht frösteln oder frieren. Zugluft auf jeden Fall vermeiden! Den Körper nur so weit entkleiden wie unbedingt erforderlich.
3. Nach der Waschung nicht abtrocknen, sondern Nachthemd, Schlafanzug wieder anziehen und zurück ins warme Bett. Gut einpacken.
4. Normal wird kaltes, frisches Wasser verwendet. Bei kälteempfindlichen Menschen kann das Wasser temperiert werden, zumindest zu Beginn der Anwendungen.
5. Ein grobes Leinentuch verwenden, das man mehrfach zusammenlegt (etwa auf Handtellergröße). Tuch immer gut ausdrücken, so

dass beim Waschen ein feiner Wasserfilm auf der Haut entsteht.

Waschungszusätze

- Obst- oder Weinessig: 1 Teil Essig auf 2 Teile Wasser
- Kochsalz (selten): 1 Esslöffel Salz auf 1 Liter Wasser
- Arnikatinktur: Von der Tinktur nur wenige Tropfen verwenden
- Retterspitz: 1 Teil Retterspitz auf fünf Teile Wasser

Anwendung

Waschungen werden als Teil- oder Ganzanwendung durchgeführt.

Tauchen Sie einen Waschlappen in kaltes Wasser und wringen sie ihn gut aus. Zu Beginn sollte das Wasser nicht kälter als 18–20 °C haben. Bei häufigeren Anwendungen können Sie die Temperatur langsam senken. Dann beginnen Sie an der Armaußenseite vom rechten Handgelenk, den Waschlappen zügig bis zur Schulter ziehen. Fahren Sie an der Arminnenseite zurück zum Handgelenk. Danach streichen Sie an der Innenseite wieder zu den Achseln hoch. Tauchen Sie den Waschlappen erneut ins Wasser und beginnen Sie jetzt am linken Arm. Jetzt waschen Sie die Oberkörper-Vorderseite, wie in der Zeichnung beschrieben.

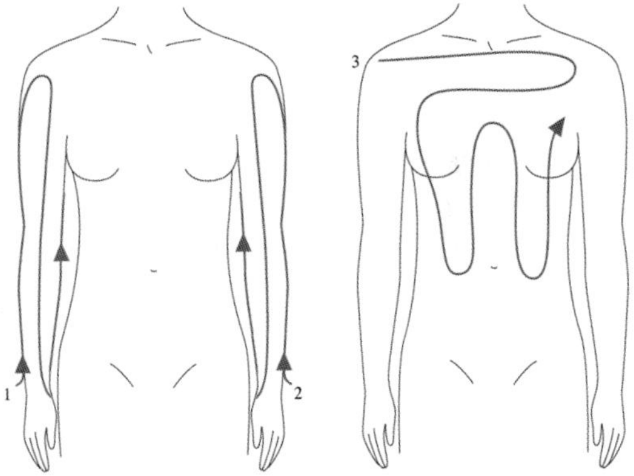

Nach der Waschung die Haut nicht abtrocknen, sondern die Nässe nur mit den Händen abstreifen. Nach der Anwendung sollten Sie in vorgewärmten Handtüchern mindestens eine halbe Stunde ruhen.

Kalte Güsse

Die Wassertemperatur liegt beim kalten Guss zwischen 10 und 15 °C.

Die Dauer des kalten Gusses beträgt im Allgemeinen etwa 30 Sekunden und kann beim trainierten „Kneippianer" auch länger ausgedehnt werden. Sobald jedoch ein heftig-schneidendes Kältegefühl empfunden wird, oder eine deutliche Rötung der begossenen Hautpartie zu erkennen ist, ist der Guss zu beenden. Nach dem Guss trocknet man die Haut nicht ab, sondern streift das Wasser lediglich mit den Händen ab. Danach zieht man sich sofort an und regt die Durchblutung durch Bewegung an, am besten durch schnelles Gehen.

i Am besten besorgen Sie sich für die Güsse einen Kneipp-Gießschlauch (etwa 40 Euro im Sanitätsfachgeschäft). Für den Anfang können Sie aber auch einfach den Duschkopf Ihrer Handbrause abschrauben.
Zur Überprüfung des richtigen Wasserdrucks hält man den ca. zwei cm dicken Schlauch aufrecht. Der Strahl soll etwa vier Querfinger hoch heraussprudeln.
Die Entfernung zwischen Schlauchmündung und Haut sollte etwa 10–15 Zentimeter betragen. Das Wasser soll sich breitflächig wie ein Mantel über die Haut ausbreiten

Durch den gebundenen, fast drucklosen Wasserstrahl (wie er auch aus einer herkömmlichen Gießkanne kommt) wird ein Temperaturreiz nahezu ohne Reiz auf die Druckrezeptoren in der Haut ausgeübt.

Kalter Schenkelguss

Beim Schenkelguss beginnt man am Fußrücken des rechten Fußes, geht dann zur Ferse, langsam an der äußeren Rückseite des rechten Beines hoch bis zum Gesäßmuskel und verweilt dort fünf Sekunden. Dann führt man den Schlauch zur Leistenbeuge und verweilt dort wieder fünf Sekunden bevor man an der inneren Seite des rechten Beines wieder zurück zur Ferse geht. Am linken Bein führt man den Schlauch in gleicher Weise. Zum Abschluss gießt man beide Fußsohlen nacheinander kurz ab.

Kalter Knieguss

Beim Knieguss beginnt man an den Zehen des rechten Fußes, führt den Wasserstrahl über den Fußrücken zur Ferse, von dort an der Wade hoch bis eine Handbreit über die Kniekehle. Dort verweilt man etwa fünf Sekunden und achtet darauf, dass das Wasser wie ein Mantel die ganze Wade bedeckt. Dann führt man den Wasserstrahl an der Innenseite der Wade wieder zurück zur Ferse. Dasselbe wiederholt man am linken Bein. Zum Schluss gießt man hintereinander beide Fußsohlen kurz ab.

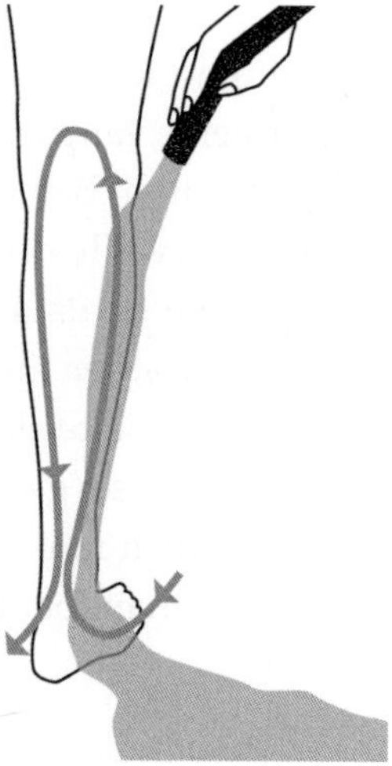

Kneippscher Knieguss

Sie können die Güsse ohne großen Aufwand auch zu Hause durchführen. Beginnen Sie dabei immer behutsam und machen Sie nicht mehr als drei Anwendungen pro Tag. Beginnen Sie an den Extremitäten. Nur wenn diese warm und gut durchblutet sind, dürfen Kaltanwendungen gegeben werden.

Feucht-kalte Brustwickel

Wickel und Auflagen werden grundsätzlich in drei Schichten angelegt: Die innerste Schicht besteht aus einem grobporösen Leinen, das ausreichend Wasser aufnehmen kann. Dieses den eigentlichen Reiz bewirkende Wickelleinen muss gut an den Körper anmodelliert werden, so dass keine Luftschicht zwischen Haut und Wickel ist. Als zweite Schicht folgt das isolierende Zwischenleinen, und darüber kommt eine Decke. Plastikfolien zum Schutz gegen die Feuchtigkeit dürfen nicht verwendet werden, denn der Wickel soll „atmen“ können und verfehlt sonst seinen Zweck.

! Keinen feucht-kalten Brustwickel bei koronarer Herzkrankheit und bei Ausgefrorenheit anwenden.

Anwendung

Der Brustwickel reicht von den Achselhöhlen bis zum unteren Rand des Brustkorbs.

Alle drei Tücher (das innere Leinentuch wird in kaltes Wasser getaucht und ausgedrückt) werden wickelfähig auf dem Bett oder einer Liege ausgebreitet. Vor dem Einwickeln legt man sich darauf und atmet leicht aus. Erst dann wird das feuchte Tuch fest am Oberkörper angelegt – am besten steht die wickelnde Person auf der Gegenseite, dann folgen das Baumwoll- und das Wolltuch.

Wichtig ist, dass die Tücher – wie bei allen Wickeln – glatt anliegen und die Atmung nicht beeinträchtigt wird, so dass man sich wohlfühlt.

Der Wickel sollte etwa 45–60 Minuten (bis der kalte Wickel gut durchwärmt ist) anliegen.

Wärmeanwendungen

Mit **Wärme** werden subakute, chronische und nicht entzündliche weichteilrheumatische Beschwerden behandelt.

Warme Fangopackung

Fango löst Spannungen und reduziert Schmerzen. Die Fangokompresse entwickelt mit der Zeit eine intensive Wärme. Sie wird eingesetzt bei chronisch-rheumatischen Beschwerden und Spannungsschmerzen wie Rücken- oder Nackenschmerzen. Die warme Fangopackung eignet sich auch für die Anwendung zuhause.

Material:
Fangopackung (aus der Apotheke)
1 Zwischentuch
1 Außentuch
1 Schüssel mit heißem Wasser

Durchführung:
Fangopackung nach Anleitung in heißem Wasser erwärmen, durchkneten, glattstreichen.

Außentuch und Zwischentuch bereitlegen, heiße Packung auf die betroffene Stelle legen.

Die Temperatur prüfen. Wenn sie angenehm ist, Zwischentuch und Außentuch straff umwickeln. Nach Abnehmen der Fangopackung Hautstelle mit Öl leicht massieren, zudecken.

Anwendungsdauer: 30–60 Minuten, dann nachruhen

Anwendungshäufigkeit: 1 x täglich

Keine Anwendung bei kleinen Kindern, Menschen mit Sensibilitätsstörungen, ausgeprägten Durchblutungsstörungen im Auflage-Bereich

Weitere warme Auflagen

Schmerzlindernd wirken auch Heublumensack,-Ingwer-, Moor- und Bienenwachsauflagen. Die Wärmebehandlungen sind bisher nicht ausreichend wissenschaftlich untersucht worden. Ihre Wirksamkeit gilt aber aus der Erfahrung belegt und ist plausibel. Die lokalen Wärmebehandlungen können einmal täglich angewendet werden. Bei weniger starken Beschwerden ist eine Anwendung z. B. jeden zweiten Tag ausreichend.

Die Therapien sollten regelmäßig durchgeführt werden. **Wichtig**: Behalten Sie die jeweilige Reizstärke so lange bei, bis ein Gewöhnungseffekt eingetreten ist, dann kann sie erhöht werden.

Warme Vollbäder

Warme Vollbäder können zwei- bis dreimal die Woche bei 37–40 °C, 10–15 Minuten angewendet werden. Als Zusätze eignen sich Heublumen-Badeextrakt oder Fichtennadel bzw. Latschenkiefer-Zusätze. Die Bäder entkrampfen die Muskeln und verstärken die Durchblutung. Sie lindern Schmerzen und scheinen außerdem Entzündungsprozesse positiv zu beeinflussen. Die positiven Wirkungen können durch die entspannende und durchblutungsfördernde Wirkung erklärt werden. Besonders gut geeignet sind diese für Zeiten mit geringer entzündlicher Aktivität. Bei stärkerer Entzündung im akuten Schub sollten Sie Wärme meiden.

Wechselwarme Fußbäder

Das Fußbad gleicht einem Unterschenkelbad. Die Gefäße müssen ausreichend hoch sein, da das Wasser mindestens zu den Waden reichen muss. Beide Unterschenkel werden gleichzeitig gebadet. Die Fußbäder werden kalt, warm, ansteigend, heiß und wechselwarm durchgeführt.

Anwendung

Baden Sie für ein wechselwarmes Fußbad mehrmals hintereinander die Füße abwechselnd für 5 Minuten bei 37 °C und dann für 20 Sekunden bei 18 °C.

! Bei Krampfadern keine Fußbäder über 33 °C und keine Wechselfußbäder vornehmen!

Badezusätze

Zur Steigerung der Wirksamkeit und zur Linderung von Beschwerden können verschiedene Badezusätze verwendet werden.
Am bekanntesten ist bei rheumatischen Erkrankungen das Heublumenbad.
Bei Heublumen, die von Sebastian Kneipp in die Therapie eingeführt wurden, handelt es sich um die Blüten (Spelzen), Früchte und andere oberirdische Teile von Süßgräsern, darunter Gemeines Rauchgras, Wiesen-Schwingel, Lieschgras,

Fuchsschwanzgras. Als Inhaltsstoffe finden sich hier Cumaringlykoside (abhängig vom Kleeanteil) und Furanocumarine (Geruchsstoffe), ätherische Öle und Gerbstoffe. Der typische Cumaringeruch, wie man ihn z. B. auch vom Waldmeister kennt, ist für den Geruch der Heublumen mit verantwortlich.
Heublumen wirken durchblutungsfördernd. Gegenanzeigen sind offene Verletzungen, akute rheumatische Schübe, akute Entzündungen und Heuschnupfen. Als Nebenwirkungen kann es zu allergischen Reaktionen kommen.

i Traditionell wurden die Heublumen selbst verwendet und entweder als Absud oder in einem Säckchen dem Badewasser zugefügt. Heute gibt es im Handel verschiedene Badezusätze, von denen wir die reinen Heublumenextrakte empfehlen.

Morgendliches Trockenbürsten

Trockenbürsten ist ein altes Hausmittel zur morgendlichen Anregung des Kreislaufes. Das dazu benötigte Utensil ist eine Bürste mit Naturfasern und einer Schlaufe bzw. einem Handgriff. Diese

Form der Massage ist einfach und preisgünstig. Sie wirkt anregend und dient der allgemeinen Verbesserung des Wohlbefindens.

Eine trockene Anwendung hat zwar einen milderen Effekt als eine Wasseranwendung, sie wirkt aber ebenfalls über den Hautreiz auf innere Organe und den ganzen Körper. Das Trockenbürsten ist besonders morgens gleich nach dem Aufstehen geeignet (für „Morgenmuffel" und/ oder Wasserscheue) – die Müdigkeit wird so vertrieben (Morgenanwendung) und auch das vegetative Nervensystem harmonisiert und stabilisiert.

Durch das Bürsten werden die abgestorbenen, oberen Zellschichten der Haut entfernt. Die Poren öffnen sich, und die Haut wird besser durchblutet. Sehr bald nach der Massage wird der Körper von einem warmen, wohligen Gefühl durchströmt. Die Haut erstrahlt in gesunder Frische, und das gesamte Erscheinungsbild wirkt „gesünder". Eine Trockenbürstenmassage wirkt sich nicht nur günstig auf den Kreislauf aus, sondern regt auch das Nervensystem an.

Anwendung

Begonnen wird – wie beim kalten Guss – an den Beinen. Führen Sie die Bürste von der Fußsohle über den Unter- und Oberschenkel bis hin zum Gesäß. Kräftige Striche in Richtung Herz – erst an den Beinen, danach sind die Hände und Arme an der Reihe. Bürsten Sie den Bauch kreisförmig und im Uhrzeigersinn, dass regt die Verdauung an. Zu guter Letzt sind die Rückenregionen dran. Zuerst jene, die Sie selbst ohne größere Probleme erreichen können. Haben Sie einen Partner zur Hand, kann dieser die Rückenbürstung übernehmen.

Robert M. Bachmann, German M. Schleinkofer: *Natürlich gesund mit Kneipp*. Stuttgart: Trias Verlag 2006

Gelenkwickel mit Zusätzen

Wie schon mehrfach besprochen, wird bei akuten entzündlichen Prozessen eher gekühlt, bei chronisch-degenerativen Prozessen eher erwärmt. Im Folgenden werden sowohl Zusätze mit kühlender als auch solche mit wärmender Wirkung beschrieben.

Achten Sie im Einzelfall immer darauf, was Ihnen persönlich gut tut und Ihr Wohlbefinden steigert.

Quarkauflage bei akuter Gelenkentzündung und Arthritis

Die Quarkauflage wird eingesetzt bei „Hitze", d. h. bei roten, schmerzenden, heißen Gelenken.

Material:
Naturbelassener, kühler Quark, frisch aus der Packung
1 Sieb, 1 Schüssel
1 große Kompresse, Mullwindel oder Geschirrhandtuch, evtl. zusätzlich eine Mullbinde

Durchführung: Quark im Sieb austropfen lassen, Kompresse auf Mullwindel oder Geschirrtuch auslegen und ca. 0,5 cm dick mit Quark bestreichen. Zu einem Päckchen falten und Zusammenschlagen. Mit einlagiger Stoffseite auf das betroffene Gelenk legen. Mit einem weiteren Geschirrhandtuch und evtl. Mullbinde fixieren. **Achtung**: Die Kompresse ist feucht. Legen Sie eventuell ein Frotteehandtuch unter!

Anwendungsdauer: Bei akut entzündlichen Prozessen max. 20 Minuten, sonst solange die Kühlung angenehm ist und bis der Quark einzutrocknen beginnt.
Anwendungshäufigkeit: 2 x täglich
Keine Anwendung bei Milcheiweiß-Kontaktallergie, offenen Wunden (Infektionsrisiko)!

Quarkauflagen wirken kühlend, wärmeentziehend, abschwellend und schmerzlindernd.

Retterspitzauflage

Retterspitz® ist eine Kräutertinktur, die Rosmarinöl, Arnikatinktur, Zitronensäure und denaturiertes Hühnerei enthält. Die Retterspitzauflage ist eine Alternative zu einem kühlenden Quarkwickel. Angewendet wird die Auflage immer dann, wenn eine kühlende Wirkung angestrebt wird, so z. B. bei Arthritis, Arthrose, Gelenkserguss, Prellung, Gicht. Die Auflage wirkt entzündungshemmend, schmerzlindernd, abschwellend und kühlend. Keine Anwendung bei Eiweißallergie oder Allergie gegen einen der anderen Bestandteile.

Material:
Retterspitz äußerlich
1 Schüssel mit Wasser
1 Kompresse, Stofftaschentuch oder Geschirrhandtuch (als Innentuch)
1 Moltontuch, Frotteetuch (als Außentuch)
Leukoplast oder Mullbinde

Durchführung: Retterspitz nach Anleitung mit Wasser verdünnen. Kompresse oder Geschirrhandtuch darin tränken, auf Gelenk auflegen bzw. Gelenk damit umwickeln, straffziehen, mit Außentuch, Klebestreifen oder Mullbinde fixieren.
Anwendungsdauer: bis zu 90 Minuten
Anwendungshäufigkeit: 1 x täglich, bis Besserung eintritt

Bockshornkleeauflage bei Arthrose

Bockshornkleesamen kennt man als Hauptbestandteil von Currymischungen. Bockshornklee wurde zu medizinischen Zwecken in China, Indien und in der Antike angewendet. Es ist eine hervorragende verdauungsanregende Pflanze für die innere Anwendung. Äußerlich, in Form von Breiauflage, wird Bockshornklee auch bei

Hautinfektionen eingesetzt. Die Auflage wirkt entzündungshemmend und schmerzlindernd.

! Keine Anwendung bei akuter Arthritis oder Hautempfindlichkeit und bei allergischer Reaktion auf Bockshornklee!

Die Durchführung der Bockshornkleeauflage wird am Beispiel einer Knieauflage vorgestellt. Sie erhalten Bockshornkleesamen in der Apotheke. Sie sollten dort frisch gemahlen und dann gut verschlossen aufbewahrt werden.

Material:
Bockshornkleesamen, gemahlen als Pulver
Heißes Wasser
1 Geschirrhandtuch
1 Baumwollhandtuch
1 Wärmflasche

Durchführung:
Für das Kniegelenk 5 gestrichene EL gemahlene Bockshornkleesamen mit heißem Wasser zu einer streichfähigen Paste verrühren. Geschirrhandtuch falten, Paste darauf verstreichen. Tuch auf das Knie legen. **Achtung:** Die Seite mit der Paste zeigt nach oben, sie wird nicht auf die Haut gelegt, da

dies zu scharf wäre! Das Geschirrhandtuch mit der Bockshornkleepaste wird nun mit einem gefalteten Baumwolltuch fixiert. Darauf wird eine mit heißem Wasser gefüllte Wärmflasche gelegt.

Anwendungsdauer: Mindestens 30 Minuten, bis zu 2 Stunden, falls dies angenehm ist

Anwendungshäufigkeit: als Kur 1 x täglich über 10–14 Tage

„Entgiftende" Kohl- oder Wirsingauflage

Bei akuten Gelenkschmerzen können Sie eine Kohlauflage anwenden. Kohl „zieht" Substanzen aus der Haut und wirkt so entgiftend und desinfizierend. Kohlauflagen werden eingesetzt bei Gelenkschmerzen aufgrund von Gicht, Arthrose oder Rheuma, ebenso bei Gelenkergüssen. Nach Annegret Sonn sind die Anwendungsgebiete von Wirsing eher Gicht sowie Entzündungen und Verletzungen der Gelenke, von Weißkohl eher Gelenkergüsse. Wenn keine Besserung eintritt, sollte auf weitere Anwendung verzichtet werden.

Material:
Die dunklen Blätter vom Weißkohl oder Wirsing
Kompressen, Mullbinde
1 Messer
1 Resopalbrettchen (kein Holzbrettchen verwenden, saugt zu viel Kohlsaft auf)
Saubere, glatte Glasflasche (kein Nudelholz, saugt ebenfalls zu viel Kohlsaft auf)

Durchführung: Kohlblätter abwaschen, trocken tupfen, dicke Blattadern herausschneiden, damit es nicht zu schmerzhaftem Druck kommt. Blätter auf einem Resopalbrettchen mit einer sauberen Glasflasche rollen, bis etwas Saft austritt. Bei Gelenkerguss die Weißkohlblätter dachziegelartig überlappend von unten nach oben auf das Gelenk auflegen mit Kompresse bedecken, mit Mullbinde oder elastischer Binde umwickeln.
Anwendungsdauer: Mindestens eine Stunde, am besten über Nacht; abnehmen, wenn die Schmerzen sich verstärken oder der Kohl sich verfärbt.
Anwendungshäufigkeit: 1–2 x täglich

Wissenschaftliche Literatur

Arnett FC et al: The American Rheumatism Association, 1987 Revised Criteria for the Classification of Rheumatoid Arthritis. Arthritis Rheum. 1988; 31: 315–324.

Bäcker M, Lüdtke R, Afra D et al: Effectiveness of leech therapy in chronic lateral epicondylitis: a randomized controlled trial. Clin J Pain. 2011; 27 (5): 442–447.

Büssing A, Ostermann T, Ludtke R, Michalsen A. Effects of yoga interventions on pain and pain-associated disability: a meta-analysis. J Pain. 2012; 13: 1–9.

Callahan LF, Shreffler JH, Hackney BS et al.: Evaluation of Tai Chi Course Effectiveness for People with Arthritis. Arthritis & Rheumatism. 2010; 62 (10 Suppl): S288, abstract 690

Criswell LA, Merlino LA, Cerhan JR et al.: Cigarette smoking and the risk of rheumatoid arthritis among postmenopausal women: results from the Iowa Women's Health Study. Am J Med. 2002; 15 (112): 465–471.

Hammer M: Rheumatoide Arthritis (chronische Polyarthritis). www.rheuma-liga.de/fileadmin/user_upload/ Dokumente/Mediencenter/Publikationen/Merkblaetter/ 1.2_Rheumatoide_Arthritis.pdf

Haugen M, Fraser D, Forre O: Diet therapy for the patient with rheumatoid arthritis? Rheumatology. 1999; 38: 1039–1044

Langhorst J, Klose P, Dobos GJ et al.: Efficacy and safety of meditative movement therapies in fibromyalgia syndrome: a systematic review and meta-analysis of randomized controlled trials. Rheumatol Int. 2013; 33 (1): 193–207.

Michalsen A, Lüdtke R, Özgür C et al: Effectiveness of leech therapy in women with symptomatic arthrosis of the first carpometacarpal joint: A randomized controlled trial. Pain. 2008; 137: 452–459.

Michalsen A: The Role of Complementary and Alternative Medicine (CAM) in Rheumatology – It's Time for Integrative Medicine. The Journal of Rheumatology. 2013; 40 (5): 547–549.

Rampp T: Cantharidenpflaster bei Schmerzen des Bewegungsapparats. EHK. 2011; 60: 105–110.

Röther E, Röther J, Peter HH: Kriterien zur Diagnose und Klassifikation rheumatischer Erkrankungen. 5. Auflage 2012. Quelle: http://dgrh.de/fileadmin/media/Praxis_Klinik/Therapie-Empfehlungen/61798_kriterien_zur_diagnose_und_klassifikation_rheumatischer_erkrankungen.pdf

Rimer J, Dwan K, Greig CA et al: Exercise for Depression. Cochrane Database Syst Rev. 2012; 7: CD004366.

Scharf H-P, Mansmann U, Streitberger K et al.: Acupuncture and Knee Osteoarthritis: A Three-Armed Randomized Trial. Ann Intern Med. 2006; 145 (1): 12–20.

Stoll D, Dudler J, So A et al: Vitamin d deficiency prevalence in the rheumatology population: results of a systematic screening. Ann Rheum Dis. 2010; 69 (Suppl 3): 705.

Wang C, Schmid CH, Hibberd PL et al.: Tai Chi is Effective in Treating Knee Osteoarthritis: A Randomized Controlled Trial. Arthritis Rheum. 2009; 61 (11): 1545–1553.

Wilkens J: Misteltherapie: Differenzierte Anwendung der Mistel nach Wirtsbäumen. Stuttgart: Sonntag; 2006.

Witt C, Brinkhaus B, Jena S et al.: Acupuncture in patients with osteoarthritis of the knee: a randomised trial. Lancet. 2005; 366 (9480): 136–143.

Wolf D: Biologika. www.rheuma-liga.de/ fileadmin/user_upload/ Dokumente/Mediencenter/Publikationen/Merkblaetter/ 4.4_Biologika.pdf

Der Autor

Dr. Thomas Rampp ist Oberarzt an der Klinik für Naturheilkunde und Integrative Medizin und seit 2002 Leiter des Instituts für Naturheilkunde und Traditionelle Chinesische und Indische Medizin am Essener Knappschafts-Krankenhaus.
Seine Forschungs- und Arbeitsschwerpunkte sind Traditionelle Chinesische Medizin, Manuelle Therapie/ Osteopathie, Klassische Naturheilweisen mit Schwerpunkt Ausleitende Verfahren nach Aschner und Neuraltherapie nach Huneke. Dr. Rampp ist Facharzt für Allgemeinmedizin mit zahlreichen Zusatzqualifikationen, zuletzt in Spezieller Schmerztherapie.

Die Autorin

Karen Hoffschulte studierte Politikwissenschaft, Geschichte, Philosophie und Verwaltungswissenschaften. Als Medizin-Redakteurin absolvierte sie verschiedene Stationen in medizinisch-wissenschaftlichen Verlagen, u. a. MVS

Medizinverlage Stuttgart, bevor sie die Radaktion der Mitgliederzeitschrift Natur und Medizin übernahm. Der Schwerpunkt ihrer Tätigkeit liegt auf der laienverständlichen Aufbereitung medizinischer Fachthemen und der Patienteninformation.

Die Buchreihe *Was tun bei ...* im KVC Verlag

Alkoholabhängigkeit – Homöopathie und Komplementärmedizin (2011)

Bluthochdruck – Mind-Body-Medizin und Naturheilkunde (2016)

Colitis ulcerosa und Morbus Crohn – Naturheilkunde und Integrative Medizin (4. Aufl. 2016)

Demenz – Vorbeugung und Selbsthilfe (2014)

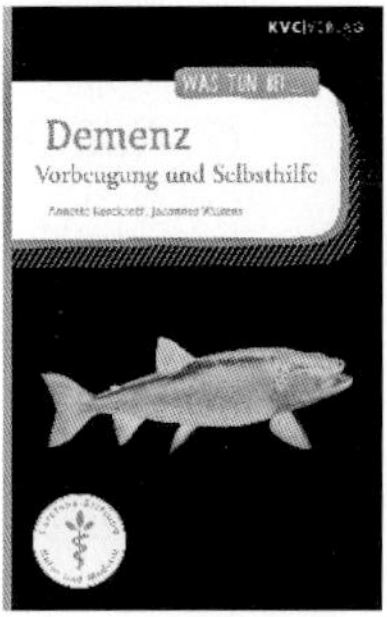

Depression – Homöopathie und Komplementärmedizin (2. Aufl. 2016)

Diagnose Krebs – Homöopathie und Schüßler Salze (2013)

Endometriose – Homöopathie und Naturheilkunde (2. Aufl. 2017)

Grauer Star und Altersweitsichtigkeit (2. Aufl. 2015)

Grippe und Infekte – Vorbeugung und Behandlung (2015)

Heilfasten (2010)

Heuschnupfen (2. Aufl. 2016)

Kopfschmerzen von Kindern (2007)

Mittelohrentzündung – Homöopathie und Naturheilkunde (2. Aufl. 2016)

Nagelpilz – Selbsthilfe und Naturheilkunde (2017)

Nasennebenhöhlenentzündung – Naturheilkunde und Homöopathie (2. Aufl. 2015)

Osteoporose – Vorbeugung und Selbsthilfe (2015)

Parkinson – Selbsthilfe und Komplementärmedizin (2. Aufl. 2017)

Prüfungsangst – Selbsthilfe und Naturheilkunde (2. Aufl. 2017)

Raucherentwöhnung (2. Aufl. 2014)

Rheuma – Naturheilkundliche Therapie (3. Aufl. 2018)

Schlafstörungen – Selbsthilfe und Schlaftypen (2. Aufl. 2017)

Schlaganfall – Vorbeugung und Nachbehandlung (2. Aufl. 2015)

Trockene Augen (3. Aufl. 2018)

Krebs und therapiebedingte Nebenwirkungen – Selbsthilfestrategien und wertvolle Tipps (3. Aufl. 2016)

Wundheilung nach Operationen (2. Aufl. 2014)

Carstens-Stiftung : Natur und Medizin
Erforschen. Erklären. Erleben

Ob Pflanzenheilkunde, Homöopathie oder Blutegeltherapie – die Komplementärmedizin ist sehr vielseitig.

Wichtig ist die Frage, welches Therapieverfahren bei welchen Krankheiten helfen kann. Antworten zur Komplementärmedizin gibt die Carstens-Stiftung : Natur und Medizin. Die Stiftung mit Sitz in Essen setzt sich seit über dreißig Jahren dafür ein, dass Naturheilkunde und Homöopathie in der Medizin stärker verankert werden.

Die Carstens-Stiftung : Natur und Medizin ist auf Ihre Unterstützung angewiesen: Werden Sie Mitglied, spenden Sie für die Komplementärmedizin, empfehlen Sie uns weiter!

Auftrag der Stiftung ist es, Forschungsarbeiten zu veröffentlichen und die Ergebnisse verständlich aufzubereiten: Mit der Gründung des KVC Verlages im Jahr 1998 wurde dafür ein individuelles Profil geschaffen.

Mit Ihren Spenden fördern wir Forschung, beziehen Stellung und beraten Patienten unabhängig.